精诚探索 正心求真

——中国药理学会科研诚信主题征文选编

主编 杜冠华 张永祥

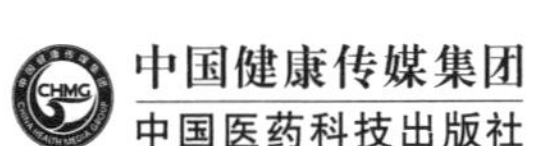

图书在版编目（CIP）数据

精诚探索　正心求真 / 杜冠华，张永祥主编 . — 北京：中国医药科技出版社，2020.3

ISBN 978-7-5214-1558-2

Ⅰ . ①精…　Ⅱ . ①杜… ②张…　Ⅲ . ①科学精神 – 中国 – 学习参考资料　Ⅳ . ① G322

中国版本图书馆 CIP 数据核字（2020）第 020625 号

美术编辑　陈君杞

版式设计　也　在

出版　**中国健康传媒集团** | 中国医药科技出版社

地址　北京市海淀区文慧园北路甲 22 号

邮编　100082

电话　发行：010-62227427　邮购：010-62236938

网址　www.cmstp.com

规格　880 × 1230 mm $^{1}/_{32}$

印张　7 $^{1}/_{8}$

字数　131 千字

版次　2020 年 3 月第 1 版

印次　2020 年 3 月第 1 次印刷

印刷　三河市百盛印装有限公司

经销　全国各地新华书店

书号　ISBN 978-7-5214-1558-2

定价　38.00 元

获取新书信息、投稿、为图书纠错，请扫码联系我们。

编　委　会

主　　编　杜冠华　张永祥

副 主 编　魏　伟　周文霞　许建华　杨宝学

编　　者（按姓氏汉语拼音排序）

陈晓红　党宏万　杜冠华　段为刚　方莲花
高召兵　官志忠　郭秀丽　郝旭亮　贺文斌
李　伟　李向阳　李云峰　林志彬　刘　浩
刘　霞　刘艾林　刘培庆　刘小雷　刘晓东
刘昭前　马越鸣　毛新良　穆　鑫　沈甫明
苏瑞斌　孙芳云　王　斌　王　芳　王　培
王建刚　王月华　韦锦斌　魏　伟　文爱东
向　明　肖世富　肖云峰　徐国良　许杜鹃
许建华　许彦芳　阎　明　杨宝学　杨解人
杨秀颖　叶少剑　应　军　俞　纲　俞月萍
张　蕻　张黎明　张丽慧　张莉蓉　张树平
张雪梅　张永祥　赵　颖　周文霞

编辑秘书：穆　鑫　赵　颖　李书泉　韩　露

前　言

诚信是中国传统文化中对人的基本要求，是一个人的立身之本。古人认为，“欲修其身者，先正其心；欲正其心者，先诚其意；欲诚其意者，先致其知；致知在格物。”（《礼记·大学》），又曰“志不强者智不达；言不信者行不果。”（《墨子·修身》），都将诚信作为立身之本，以及从事各种活动的基本要求。因此，诚信自古以来就是一个人修身、立足的基本行为准则。

科学研究是人类探索未知世界的实践活动，是发现、探索和解释自然现象，深化对自然的理解，究其变化规律的实践过程，其最终目标是揭示科学规律、形成科学理论、指导实践活动。科学研究是一项严肃而艰难的工作，是一个求真求实的过程。在科学研究中，需要研究人员聚精会神、集中精力、缜密思考、不断创新。科学研究的本质决定了其所有行为有合理的依据，不能有任何虚假成分。科学精神的核心是实事求是，科研诚信是科技创新的基石。因此，尊重事实、恪守诚信是对科研人员最基本的要求，是必须具备的素质。医药科学研究的结果与人类的健康和发展密切相关，研究对象的复杂性和实践过程的巨大风险，对研究者提出了更高的要求，更需要以实事求是的态度进行研究。中国古代医生所提出的“大医精诚”，就是医药工作者应达到的思想境界。

科学研究是一项神圣的工作，科学研究中的不端行为本来是不应该发生的，但在实际科研过程中却屡有学术不端现象的发生，不仅扰乱了科研秩序，破坏了科研环境，也直接危害了科学的发展，由其产生的恶劣影响更是危害重大而深远。特别是有些缺乏科学精神的人利用不端行为获得了其他人需要艰苦付出才能得到的回报，给科研领域所带来的恶劣影响和科研人员利益的损害是巨大的。

学术不端行为的表现有多种形式，而且不断变化，让人防不胜防。特别是青年科技工作者，缺乏对学术不端行为的深刻认识和准确判断，防范学术不端行为有一定难度。一般认为，在科学研究和论文发表中，常见的不端行为如剽窃（plagiarism）、伪造（fabrication）、篡改（falsification）、不当署名（inappropriate authorization）、一稿多投（duplicate submission; multiple submissions）等，还比较容易判断，但有些则具有很大的隐蔽性和欺骗性，如夸大研究成果，吹嘘成果效益，过分标榜个人贡献等，判断起来则有一定难度，其对科学和社会的危害就更大。特别是个别通过学术不端行为而获益者，通过制造各种假象以掩盖学术不端的实质，使科研诚信蒙受欺凌和侮辱，其对科学和社会的危害更大。

学术不端行为出现的深层原因是多方面的，特别是社会环境的变化和影响，为学术不端行为提供了滋生、生存、变化和扩散的空间和条件。如科研评价机制不健全的影响，特别是把发表文章的影响因子作为对科研人员评价的重要标准，评价结果与奖励、晋职、头衔等直接挂钩，导致少数科研人员心态失衡、心浮气躁、急功近利、违背良知，使名利、金钱等成为其科学研究的首要驱动力，导致学术不端行为的出现。但其根本原因是这些人的学术道德素养差、科研价值观扭曲、学术规范意识薄弱、不能坚守诚信底线。此外，学术诚信等方面教育不深入，学术监督、惩罚制度以及学术生态环境不完善等也是导致学术不端行为发生的重要原因。

杜绝学术不端行为，树立正确的科研价值观和诚信行为规范，需要强化教育、培育科学精神和不断完善科研管理机制。加强对青年科研人员学术诚信的教育至关重要。在培养过程中首先应牢固树立诚信意识，不断提高诚信素质和修养水平，同时还需要加强讲求诚信的科研生态环境建设。2018 年 5 月，中共中央办公厅、国务院办公厅印发了《关于进一步加强科研诚信建设的若干意见》，提出了要着力打造共建共享共治的科研诚信建设新格局，营造诚实守信、追求真理、崇尚创新、鼓励探索、勇攀高峰的良好氛围，为建设世界科技强国奠定坚实的社会文化基础的总体要求。同时要求全国学会等社会团体要发挥自律自净功能，实现自我规范、自我管理、自我净化。2019 年 6 月，中共中央办公厅、国务院办公厅印发了《关于进一步弘扬科学家精神加强作风和学风建设的意见》，提出了主要目标，即力争 1 年内转变作风改进学风的各项治理措施得到全面实施，3 年内取得作风学风实质性改观，科技创新生态不断优化，学术道德建设得到显著加强，新时代科学家精神得到大力弘扬，在全社会形成尊重知识、崇尚创新、尊重人才、热爱科学、献身科学的浓厚氛围，为建设世界科技强国汇聚磅礴力量。中国科协于2018年12月印发了《面向建设世界科技强国的中国科协规划纲要》，要求全国学会要充分发挥学术共同体的自律自净功能，实现自我规范、自我管理、自我净化。

中国药理学会按照党和国家的要求以及中国科协的部署，在进一步加强科研诚信以及作风和学风建设过程中，积极组织开展形式多样的宣传教育活动。经研究决定重点面向青年会员，开展一次科研诚信主题征文活动，目的是为会员提供一个交流平台，尤其是让青年会员参加科研诚信的讨论，使大家能够牢固树立正确的世界观和价值观，进一步增强科研诚信意识，自觉弘扬科学精神、恪守诚信规范，为打造共建共享共治的科研诚信建设新格局，营造诚实守信、追求真理、崇尚创新、鼓励探索、勇攀高峰的良好氛围发挥积极作用。令人高兴的是征文通知发出后，在会员中引起了巨大反响，一批研究生导师高度重视，积极组织研究生学习、撰写文章。令人感动的是我会名誉理事长林志彬教授等专家亲自撰文，积极参加征文活动。我们收到的文章绝大部分出自青年会员，其中很多是在读的研究生。在这些文章中，不乏立意清新、观点明确、认识深刻、读后引人深思、深受启发的好文章。很多文章从不同的角度，或赞扬诚信的优秀品质，或抨击学术不端行为，或分析学术不端行为的危害，或探讨优化学术环境的办法。为了更加广泛的传播这些关于科研诚信的认识，我们将其编辑成册，以飨读者。

感谢在本次活动中积极组织研究生和青年学子参与征文活动的老师们和亲自撰文的专家，以实际行动做表率，引导后学做人做学问，令人敬佩。感谢所有参加征文活动并积极撰文的青年学子，大家一起参与科研诚信的讨论，不仅对于弘扬科学精神、提升自身科学素养具有重要意义，也有利于传递正能量、树立正气、压制歪风，让科研不端行为像过街鼠、市中贼，没有生存的空间和环境。此外，对于营造风清气正的科研环境，让科研人员能够心无旁骛地潜心研究也具有积极促进作用。感谢在文章评审和修改过程中付出辛劳的学会常务理事和理事，以及为筹备和组织实施征文活动而努力工作的办公室人员。最后，感谢中国医药科技出版社和为本书出版做出努力的编辑和工作人员。由于水平所限，书中难免存在差错和不当之处，敬请广大读者给予指正。

杜冠华　张永祥

2019 年仲夏

目　录

不忘初心，为学唯诚

科研诚信，基石底线

完善机制，共襄诚信

热点聚焦，深刻反思

不忘初心，为学唯诚

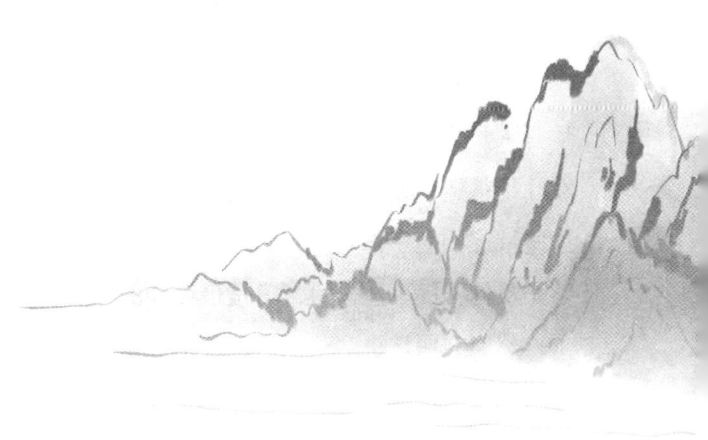

不忘初心，坚守科研底线

泰山医学院　曹娟

“长大想做什么？”“我要当科学家！”多么响亮、多么充满梦想与憧憬的回答。也许是落在牛顿面前的苹果，也许是爱迪生的灯泡，也许是日行千里的高铁，也许是搭载杨利伟叔叔的飞船，一颗颗科学的种子在小小的心灵里发芽，期待着有一天能长成参天大树。

科学，多么圣洁的词语。读来仿佛唇齿间绽放出绚丽的花朵，如夜空中那些遥远又永恒的星辰，如阳光透过水滴变化出的梦幻色彩。漫漫历史长河，人类如幼稚懵懂的孩童，跌跌撞撞地走来。在大自然面前，在浩瀚的宇宙中，人类是如此的渺小，如此的孤独。是科学，为人类轻轻地吹去了迷雾，使人类终于能拥有些许能力，掌握宇宙的规律，把握自己的命运。科学是人类之光，指引着我们的方向，科学家就是那点灯的人。欧几里得、牛顿、高斯、爱因斯坦、居里夫人、门捷列夫……这些璀璨的名字都曾是人类前进道路上的开拓者、领路人。科学是最神圣的事业，科学家是最纯粹的人。

然而，明珠也会蒙尘，纯金也会掺入杂质。从事科学工作的人也会被名利蒙住双眼。日本某科学家的 STAP 细胞造假事件，N 射线闹剧，韩国克隆之父黄某某造假风波，陈某“汉芯”事件，心肌干细胞事件……一桩桩丑闻不仅浪费了有限的社会资源，使无数科研工作者在错误的方向上做出徒劳的努力。更加破坏了正常的学术秩序，扼杀创新活力，消解了求真求实的科学精神，败坏了社会风气，使整个学术界蒙羞，是所有科研工作者的耻辱。

科学是最神圣的事业，包含着孜孜以求的努力，更有“不忘初心”的坚守。也许你面对着实验的困境，也许你面临毕业晋升的压力，也许你面临种种诱惑。但只要你还记得科学印在心上的纯粹神圣的感觉，你就能坚守底线，坚守作为一名科研工作者的职业操守。不忘初心，坚守诚信，严谨治学，维护学术尊严，哪怕只能成为培养科学家的土壤，也能为科学的灯塔增加一点光亮。愿你我都能“不忘初心”！

大医精诚——诚信科研，从我做起

贵州医科大学　曹坤

1988 年 6 月，邓小平同志根据当代科学技术发展的现状和趋势，在全国科学大会上提出了“科学技术是第一生产力”的论断。之后我国又将“科教兴国”与“人才强国”作为基本国策。可见科学技术的发展对经济和社会发展的重要性以及我国对此的高度重视。

近年来，我国在航天、海洋、运输、国防、生物技术等诸多领域都取得了突破性发展，医疗卫生事业也取得了长足发展。而我作为一名医学科研工作者，也希望能为祖国的发展做出一点贡献。

钟南山曾说："选择医学可能是偶然，但你一旦选择了，就必须用一生的忠诚和热情去对待它。"是的，我们选择一个行业或许是因为偶然，可我们一旦选择了，就必须一丝不苟且全心全意地为它付出，医疗事业更是如此，容不得半点弄虚作假。就如日本某科学家，她于 2014 年 1 月宣称发现类似多功能干细胞的多能细胞——STAP 细胞，但在 2014 年 4 月，经日本理化所反复实验并确定，最终认定该科学家在 STAP 细胞论文中有篡改、捏造等造假问题。像这种违背科研诚信的行为时有发生，因此进一步加强科研诚信，营造诚实守信的良好科研环境刻不容缓。作为一名医学科研工作者更应恪守博学之、审问之、慎思之、明辨之、笃行之的行事准则，行医需以德为先，服务当以诚为本。

其次，无论是哪项事业，哪个领域的科学研究都需要我们不断地创新。而医疗事业更是与我们每一个人都息息相关，这就需要我们付出更多。就我和我的团队而言，我们致力于阿尔茨海默病致病因素以及治疗方法的研究。众所周知，我国人口老龄化日益严重，阿尔茨海默病（AD）的发病率大大提高。甚至阿尔茨海默病已经成为全球面临的重要公共卫生问题，这给许多家庭都带来了很大影响。我们希望通过对这个领域的探索与研究，能为病患以及他们的家庭减轻痛苦，能为这项事业的发展做出贡献。β淀粉样蛋白（Aβ）是 AD 的主要致病物质，而清除脑内 Aβ 是 AD 防治的重要策略，然而近年来包括 Aβ 清除在内的 AD 防治临床试验相继失败，这对我们的工作是一大考验，也推进着我们不断地去深入和探索。它就像是一场接力赛，需要我们一代一代人坚持不懈地走下去，直到困难被克服，问题被解决。虽然我们处于西部地区，与东部发达地区无论是在设备还是技术方面都存在一定的差距，但我们将竭尽所能传递好手中的这一棒，做到科研创新，诚信科研。

“医贵乎精、学贵乎博、识贵乎卓、心贵乎虚、业贵乎专、言贵乎显、法贵乎活、方贵乎纯、治贵乎巧、效贵乎捷。知此乎，则医之能事毕矣。”它道出了为医的真谛。虽然医学研究者和临床医生有一定的区别，但我们又是相辅相成的，我们最终的目的都是为了治病救人，为了医疗事业的不断发展。所以我们也如医者一般心俱仁人之心，博修仁人之术。

科研之路十分漫长，途中阻碍甚多，正所谓：“路漫漫其修远兮，吾将上下而求索”，这就需要我们不忘初心，自觉弘扬科学精神，恪守诚信规范，努力营造诚实守信、追求真理、崇尚创新的良好氛围。愿我们携手并进，共创科研新风。

科研诚信浅议

北京大学基础医学院药理学系　常祥文

科学研究是推动世界发展与进步的重要力量。在逐步认识世界万物，从科学的角度解释各种现象的同时，是否辨证、客观、真实等问题渐渐显露出来，诚信成为首要的关注点。近年来，我国科研诚信的建设取得了显著成效，不过还是存在一定的短板和薄弱环节，钻“科研空子”的行为时有发生。2018年我国撤稿事件频发，严重损害了我国科学家在国际上的科研形象，并产生了恶劣的国际影响。大规模撤稿事件频发现象已经明确提示：我们要严格审视自身的科研诚信问题。

诚信，是每一个中华儿女所具备的优秀美德，同样也被看作为科学研究的“生命线”，是科技创新的基石。为了优化科技创新环境，2018年5月中共中央办公厅、国务院办公厅印发了《关于进一步加强科研诚信建设的若干意见》，对进一步推进科研诚信制度化建设等方面做出部署。

美国休斯敦大学商学院对学术诚信有着简洁直观的定义——“做正确的事，即使是在没有人关注你的时候。”要弘扬学术之风，就要耐得住寂寞、经得起诱惑、守得住底线。就我个人而言，通过在课题组学习工作，我感受到了组内极大的温暖和科研热情，实验室的师兄师姐在写论文的繁忙阶段仍然耐心地指导我每一个细节，对我各种因不熟练而导致的错误和拖延从未有半句批评，并且经常鼓励我。实验室的每一个人都有着十分出色的科研能力，而我每一次参加组会都能从师兄师姐和老师的质疑与观点中获得极大收获。在这人员精简而思维活跃的团队背后，是长时间的基础工作和大量的文献积累，在许许多多的优秀论文背后，是和收获成正比的付出和坚持。同时我也学会了批判性地看待报告内容，如何跟随报告人的逻辑听完一个完整的故事，并发现其研究思路上的优点和弊端。这和我之前所习惯的全部接受是不一样的体验，质疑和批判是推动学术研究的动力，在这一点上，我还应继续努力。另外，老师和师兄师姐无论在组会上抑或吃饭时对家国大事纵论经纬令人印象深刻，可见其背负着科研使命的同时亦极富社会责任感。一点一滴中，把做人、做事、做学问统一起来，切实做到了基础扎实、学风良好。

习近平总书记指出：这是一个需要理论而且一定能够产生理论的时代，这是一个需要思想而且一定能够产生思想的时代。广大科学工作者都应该牢记总书记的嘱托，当好“先进思想的倡导者、学术研究的开拓者、社会风尚的引领者、党执政的坚定支持者”，共同书写好新时代具有中国特色的科学繁荣发展的光辉篇章。作为新一代医学研究生，我们应该从自身做起，从每一件小事做起，在科研过程中认真严谨地对待每一个细节，凡事做到有据可依、不空想、不盲目，即使遇到再大再难地挫折，也不要灰心，因为真理不是一蹴而就的，它需要反反复复地验证，这个过程中，有很多的高山，会遇到更多的低谷，能否踏实、没有抱怨地去“翻山越岭”才是我们需要克服的首要难关。作为未来科研工作的主要力量，我们应该积极响应习近平总书记的号召，真正地做到诚信科研，并积极带动周围人，共同维护良好的科研环境！

以信为本，而科研有道

中国医学科学院药物研究所　陈迪

有人说作家是这个时代的良心，如果将这种对人文情感的述说看作是感性的范畴，那么科研工作者对自然科学的解读就是这个时代理性的良心。

自人类出现之时至今，人们的生活已较最初发生了翻天覆地的变化。在这一过程中，自然科学领域的进步发挥了不可磨灭的作用，然而提到科学研究，自然离不开科研诚信。科研诚信所要求的品质，一为淡薄，一为静心。

古有商鞅立木为信而顺利推行变法，也有周幽王为博宠妃一笑滥用他人的信任而至国破家亡；今有感动中国十大人物之一的孙东林在哥哥车祸去世后将所欠工资代为发放而留下“信义兄弟”的美名，也有贷款者不按期偿还贷款造成终身不良信用记录，可见诚信自古以来就是立身之本。反观现今的科学界乱象层出不穷，学术不端现象屡见不鲜，“韩某某事件”着实让所有人开始思考科学研究的意义所在。在这个最需要耐心与良心的行业里，科研工作者为了一己私利背弃诚信，这世上还有什么是可以信奉的真理？就药学领域来讲，我们所研究的都是关乎人的生命健康的重要内容，如果不以诚信为原则，处处弄虚作假，其研究结果的安全性如何保证，又怎能用于人类疾病的治疗？

纵观当下国际局势，大国之间的较量均是以科技实力为依托的较量，综合实力领先的国家无一不以科学技术为重，而科技实力必然与科技创新能力密切相关。美国作为世界上最发达的国家，其科技创新力在全球遥遥领先；2018 年世界诺贝尔奖陆续公布，日本十八年间连续获得诺贝尔奖，其科技创新能力不容小觑，也正因如此，这个在世界上不论是在国土面积还是人口数量方面排名都相对靠后的国家，其综合实力却一直稳居世界前列。但科技创新的基础必定是科研诚信，科学研究唯有以诚信为准则，其成果才能称为真理，进而在此基础上不断突破，才会有科技的创新与进步。这是科研诚信对于一个国家的意义。

对个人来讲，踏入科学研究这个领域，很多人的初衷大抵是为了不断地发现自然规律，如此不断积累，聚众人之力，推动人类自然科学研究的进步。我作为初入科研领域的研究生，对科研诚信也有自己的思考，在今后的研究工作中，我们必须静下心来，踏踏实实做研究，结果漂亮固然可喜，但必须尊重事实，不要为了一时的名利，背弃自己的初衷，要永远守住诚信的底线。

科学研究以诚信为本，方为科研之正道！科研工作者唯有坚守诚信，才能守住这个时代理性的良心！

诚则明

安徽医科大学临床药理研究所　龚勋

对人诚信，人不欺我；立业诚信，学无不成。芳华九十四载，儒林智者，浴浚后光前。青松苍翠，丹桂飘香；白芍花开，桃李芬芳；至真至新，美名彰扬；前路漫漫，任重道远；学术守信，成就此生。吾辈青年，脚踏实地，诚信立身，方可知不足；仰望星空，心有明灯，方可不迷茫。

青年强则国家强，科学研究是知识进步、社会发展的杠杆，诚信则是科研的灵魂、研究者的良心。常皓月当空时，扪心思考，恪守诚信道德，扣问良心，坚守底线，好学力行，方能大医精诚。古有孙膑一诺千金，今有屠呦呦不倦探索。尽管当今学术不端屡屡发生，浮躁行为滋生，一朝查处则身败名裂，众人趋之若鹜，自毁前程。唯潜心学术，淡泊名利，实事求是，走正路，行正气，方能造就良医。

立言先立德，立文先立人。诚信学术，孜孜不倦，探索之路，与德为伴；甘愿寂寞，淡泊名利，狭路相逢，勇敢亮剑；白芍花开，芳华正好。

尽管科研进程艰难，路途中我们有过迷茫，也曾有许多次的失望；但也有山重水复疑无路，柳暗花明又一村的惊喜；尽管我们有想过放弃，但有前辈的激励，老师的帮助，同道中人的共奋进，苦中有乐。子非鱼，安知鱼之乐？这种诚信科研收获后的甘之如饴和来自内心深处的泰然，是学术失信者无法体会到的。古有“烽火戏诸侯”失信于人酿成的惨剧，也有商鞅“立信于木”取得的成功。前辈们无不是勤恳耕耘，诚信学术，终取得成绩，成就辉煌人生。

恰同学少年，风华正茂。科研工作者是社会的良心，更应严格要求自我，以身作则，树立正确的价值观不断鞭策自我。遵纪守法，弘扬实事求是的精神；脚踏实地，杜绝浮躁之风；从自身做起，严守学术诚信的底线。在科研之路上既诚实守信，又开拓创新，牢记至真至新的科研理念。在当今社会，人无信不立，在成长成才的道路上，不仅要学知识，更要学做人，先学做人，诚信为本，学术诚信，方能悬壶济世。诚信立人，学术诚信，更是社会对青年的一份嘱托，前辈对科研者的一份希望。

言必行，行必果。增强自身道德建设，加强自律意识；撸起袖子加油干，做诚信的人，做诚信的学术，相信越过科研道路上的坎坷，终将有一份沉甸甸的收获，白芍花开，继往开来。有诚信立文，有诚信立身，一定可以笑的泰然。

确保药代动力学数据完整性的体会

福建医科大学药学院　郭鑫

科研与诚信的关系就如同草木与根，大厦与地基的关系一般，树无根不长，楼的地基不稳，如何盖高盖大，而科研离开了诚信，那就与其本质背道而驰，结果不过是镜花水月罢了。就如同前阵子闹得沸沸扬扬的心肌干细胞事件一样，多少学者耗费无数时间与财力，最终发现一切都是徒劳的，其引起的损失是不可估量的。所以在科研中必须将诚信摆放在第一位，为科研诚信做到诚信科研。接下来分享一些本人关于药代动力学实验数据保存的心得体会，有以下几个方面。

1. 药代动力学实验前准备

实验前首先要将实验动物进行称重，然后随机分组，比较简单的方法就是取实验所需动物全部称重，然后按从小到大进行排序，接着根据组数分配动物，通过随机表进行重新排序，如此分配所得动物各组平均体重或其他指标都比较接近，减小个体差异引起实验误差。

2. 采血时间记录

一份完整的采血时间记录表中应该有动物编号、体重、药物名称、给药剂量、给药体积、给药时间、给药途径及采血时间。其中采血时间栏下应记录两个时间点，一个是根据给药时间计算出的理论采血时间，另一个是实际采血时间，因为在实验过程中，无法保证实际采血时间与理论一致，如果所测得同组结果差异较大时，就可查看记录表分析原因，发现是取血时间偏差导致的，就可有理由的剔除该组数据。采血时间记录表除了在实验过程中记录时用的纸质材料，还应当在实验后整理一份一致的电子记录存档。

3. 血浆样品的收集

首先确定要进行几种给药方式，然后按给药方式的种类进行分组，由于使用不同的给药方式，采血时间不同，所以应提前设计好，并在实验前就标注好各组用来收集血样的 EP 管，比如某次实验采用静脉注射、口服、腹腔注射这三种方式，就可将这三种方式分别编为 A、B、C，标记在 EP 管盖上，简洁直观，若同组有多只动物，可标记为 A1、A2、A3 等，然后在编号下面依次写上各管对应的采血点。在血液离心后收集血浆上清时，需准备等量的 EP 管用于收集，因空管与装有血液的管子不易混淆，故可采用与上述完全一致的标记。如血浆样品不能立即处理进行后续实验，需置于冰箱中冷冻保存还需在 EP 管上记录存放时间，以避免与其他批次的试验样品混淆。

4. 血浆样品的处理

不论是萃取法还是蛋白沉淀法处理血浆样品，都需准备等量的 EP 管，然后一一对应做上记号，然后收集萃取或沉淀离心后的上清液，加入有机溶剂与吸取有机溶剂时都应一次吸完，枪头一次一换，确保添加和转移的量一致，保证结果的准确性。

5. 血药浓度的测定

使用高效液相色谱测定血浆样品中的血药浓度时，批处理方法中各样品准备仍然按照上述的编号方式进行，保证整个实验过程样品批号一致性。仪器测得的原始数据与处理后的实验结果应及时拷贝，多处备份保存。同时实验记录本中应写有实验日期与保存地址，以便查找。

格物致知，诚意正心

军事科学院军事医学研究院毒物药物研究所　郭彦飞

若论其目，则格物，致知，诚意，正心，修身，属明明德。所谓格物致知，诚意正心即一个人持续修身的过程，由物到心，由心到己，知既尽，则意可得而实，发于心之自然，非有所矫饰，自然能做到不欺人，亦不自欺，在“慎独”上下功夫，严格要求自己，修养德行，知至而后意诚。“是故诚者，天之道也；思诚者，人之道也。”然而，如今由于各种不安情绪，物欲横流，不能保持心灵的安静，一些人急功近利、心得不正、自欺欺人，科研诚信和学术造假问题屡见不鲜，例如心肌干细胞之弥天大谎，违背诚信之道，与诚信背道而驰，为所欲为，完全违背孔子所说“随心所欲而不逾矩”的境界，外乎于天然之道，令人深恶痛绝，引人深思。

科研诚意，学术正心极为重要，并受到全球科技界高度关注，中国作为全球负责任的大国，在打击学术不端行为方面越来越强硬，并且《自然》官网于2018年6月刊载的题为《中国推行全面改革 打击学术不端行为》的综述文章，开门见山提出这一观点，重点解读了中共中央办公厅、国务院办公厅印发的《关于进一步加强科研诚信建设的若干意见》。过去二十年来，虽然提出和实施了许多打击科学欺诈和不当行为的方案，但成效有限。因此在以习近平同志为核心的党中央领导下，作为科研界的一员，作为医药界学术团体中的一员，从我做起，有责任有义务为全面贯彻党的十九大精神，培育和践行社会主义核心价值观，弘扬科学精神，倡导创新文化，加快建设创新型国家，进一步加强科研诚信建设、营造诚实守信的良好科研环境而奋斗终生。

人之所助者，信也，信不足，安有信，人而无信，不知其可也。巴尔的摩事件、贝尔实验室舍恩事件、韩国黄某某事件、上海交通大学陈某“汉芯”事件以及一些知名大学的学术造假风波等等，种种科研不端行为欺人只能一时而被揭发的那一刻正如大仲马所说“当信用消失的时候，肉体就没有生命”，的确如此，这些人如同行尸走肉，腐蚀社会，侵害国家，虚伪地活着，比魔鬼还可怕，这些人虽然活着，但他们已经死了。

“走正直诚实的生活道路，定会有一个问心无愧的归宿”高尔基如是说。科研诚信的道路上，坚持诚信，问心无愧的典范数不胜数。著名数学家王元院士在与钱老交往中深有感触：“一个严肃的好科学家必定是诚实的，不然他是不会做出成就来的。”钱老特别喜欢袁枚的一首诗：“爱好由来落笔难，一诗千改始心安，阿婆还是初笄女，头未梳成不许看。”他认为，这既是对一线科研人员的要求，也是对科研管理部门的期望。科研人员固然要对自己的成果精心打磨，管理部门也要对成果反复审查，有疑问、不成熟的成果不能轻易推出。好的榜样就是最好的宣传，人不率，顺不从；身不先，则不信。从我做起，加强科研诚信建设、营造诚实守信的良好科研环境，为实现中华民族的伟大复兴的中国梦而奋斗。

“是故诚者，天之道也；思诚者，人之道也。”诚信是科研工作之本、事业兴盛之基、做人做事之要，关乎国家之命运，格物致知，诚意正心。

诚信为学，恪守学术规范

安徽医科大学临床药理研究所　韩陈陈

王国维大师曾说，做学问者必经三重境界：“昨夜西风凋碧树。独上高楼，望尽天涯路”，此第一境也。“衣带渐宽终不悔，为伊消得人憔悴”，此第二境也。“众里寻他千百度，蓦然回首，那人却在灯火阑珊处”，此第三境也。三重境界，三种视角，三次蜕变，告诉我们做学问要层次分明，层层递进，认真钻研，不可弄虚作假，投机取巧。研究生同学在选择科研道路时也要坚定求真原则，同时要端正求学问的态度。真实是科学研究的基本属性，是我们的基本要求，是学术规范的基线。在科学研究中，许多同学都会迷茫，求学问还是求学位？在我们身边有一些同学是将学位作为自己的目标，认为三年的研究生只是为了找一份好的工作，不能感受到科研学习的乐趣，更不会去追求科研创新，最终为个学位证苦苦挣扎，荒废三年时光，甚至对于科研产生厌烦的心态；但也有许多同学做学问是因为兴趣，为了自己的追求，在学习中可以获得极大的满足感，虽然过程可能是艰辛的，枯燥的，孤独的，但是也自得其乐，特别是能够收获成绩和充实自己的时候。不用问，后者更为明智！身为研究生，我们不是研究的空头代名词，我们是研究学问的人！

在我入学时我的导师就曾教导过我们，研究生刚入学，首先要学习做人，再做学术。只有坚守做人的优良品格，才能在科研中认真负责，避免出现如贝尔实验室的舍恩，韩国首尔大学的黄某某等造假“学术明星”，日本STAP细胞造假事件以及上海交通大学“汉芯”事件等世界范围内的具有较大影响力的学术不端事件。这些学术不端事件不仅对全世界的科学界带来了巨大的不良影响，损害了学术所追求的求真、公平、正义，同时也打击了人们大众对于科研的信心。因此科研工作中我们要加强学风道德建设，培养良好的学术氛围和端正良好的科研态度。科学道德、学术氛围和学术态度对科技事业而言至关重要。端正学术态度是科学研究的首要前提条件，科学道德与学风问题则会直接影响到科学研究的发展和进步。加强科学道德及学术学风建设，不仅能够推动学术研究自身的健康发展，同时也能积极促进求真务实的社会风气，提高社会思想道德水平。

研究生阶段是培养科研学习兴趣的重要阶段，是培养正确的学术态度和学风建设的重要阶段，也是科研学习中累积经验的重要阶段。作为一名研究生，在科研学习中我将端正自己的科研态度，严格约束自己的行为，遵守国家的相关法律。恪守学术界的科学道德，加强自己的学风建设，以严谨踏实的学风和笃信诚实的原则从事科学研究。科学需要更多反对的声音，我们在科研过程中要勇于创新和追求真理，在科研过程中多提出为什么，要敢于怀疑。同时也要做到尊重他人的研究成果，正确引用，保证实验结果和统计数据等完整准确，认真撰写文章，署名真实，对自己的研究成果要负责到底。对于身边出现不良学术行为的时候，应该及时指出，良言相劝之，言行动容之，而不是盲目跟风。只有师生同心协力、实事求是、努力创新，才能营造出一个至真至新的科研环境。

加强学术规范，助力科学发展

北京大学基础医学院药理学系　呼延天如

作为北京大学基础医学院药理学系的一名研究生，我已经在这里度过了两年半的学习生活时光。从初入基础医学领域的懵懂，到现在的小试牛刀，我领略了基础医学的无限魅力，基础医学的研究范围之广、层次之深都让我叹为观止。而作为临床医学发展最重要的邻近学科，基础医学的发展可以说很大程度上决定了临床领域的发展，作为其中微小的一分子，我们无一不希望它蓬勃发展，为除人类之病痛贡献我们应有的力量。

作为一门科学，基础医学毫无疑问应当具有无可动摇的真实性和可靠性，作为医学的先头部队，任何一分一毫的差错都可能导致完全相反的结果。而即使学识浅薄如我们，也深知学术成果的不易，任何一个阳性结果都需要每一个步骤的精细，而同时，每一次实验都要花费不少的试剂和材料，生物医学实验的高成本和高利用度必然导致了其要求科研工作者们以最高效的方式尽可能多地验证、探索，做出好的结果。

在科研探索的过程中，科研诚信和学术规范可以说是至关重要的推动基础医学发展的因素。好的结果固然重要，但作为一名接受过高等教育和有素科研培训的研究生，我深知科学道德至高无上，作为科研的中坚力量，我们必须认真严谨地对待每一次的实验，大到总体的实验设计，小到每一个实验的试剂、材料和每一个步骤，事事都需要我们考虑周全，并且尽可能地保证我们的设计合理、操作规范，这样才能保证结果的可信度和可重复性。

当然，说到此处，我们不得不想到近年来科学的迅速发展导致了一些科研工作者急功近利心态的产生，科研诚信和科学道德出现问题。层出不穷的科研造假新花样，以及经验证的多年以前的学术造假，都让我们惊叹学术道德规范和学风建设的重要性。一些发表在重要杂志上的文章都存在严重的学术造假问题，原本以为科学的发展得到了飞跃，人们欢呼雀跃，当多年以后被证实其中存在一定的虚假性，都会让人大失所望。我们失望的不只是科学发展的停滞，更是对科研态度的失望，被推上圣坛的德高望重者忽然成了人人斥之的科研骗子，这是莫大的讽刺，而在这背后，留给我们的该是深深的思考。

究竟为什么我们的科研环境会变得如此污浊，可以肯定的是这绝不是一个人或一群人的问题，从上至下，我们期待和需要的改变有很多。《关于进一步加强科研诚信建设的若干意见》

是一个新的起点，它标志着我国科研诚信建设工作走向了规范化，这将为我们未来的科研工作提供良好的工作和科研氛围，必将成为科研不断进步和发展的必要助力。

科研诚信从细节做起

福建医科大学药学院　黄花芳

科研的严谨、诚实一直为科研界所倡导，也是每一个科研人都应该具备的基本素质，大到学界泰斗，小到像我一样的普通研究生，都同样应该将科研诚信牢记在心中。我的导师常常教导我们，要对每一个实验结果负责，虚假的数据是对别人也是对自己的不负责。

在实验过程中，我们需要保持原始数据的完整性，这样才能证明你的结果是真实，而非凭空编造的。原始数据的记录不应该只是单纯关注结果，还应该清楚记录过程中的各项实验参数、细节。

在细胞实验中，如果采用贴壁细胞作为实验对象，我们通常需要在种下细胞后第二天即待细胞贴壁后才可以给药，在这段培养时间里，难免损耗部分培养基，此时若直接往培养液里加药，实际的加药浓度可能与计算的浓度并不相符。在进行对浓度准确度有较高要求的实验时，直接加药可能会影响实验结果，此时我们可以弃去旧的培养基，重新加入定量好的培养基以及药物，这样可以确定真实给药量以及保证准确给药浓度。

对实验过程中需要定量的步骤，做好定量，得出的结果才是准确的结果，真实的结果。

在划痕实验中，用枪头手动划出来的人为细胞痕难免有个别部位不平直，比如部分突出或者凹陷，如果这个部位正好影响到你拍照需要取用的位点，我们一般是避开此位点拍照。但是，在下个时间点再次拍照的时候，我们需要注意，还是要找到原来的位点，如果没有注意，就很可能影响你后期的结果处理。

在动物实验中，裸鼠或小鼠实验时，我们需要采用耳标对其进行编号标记。在实验过程中，耳标可能随时会脱落，这就需要我们及时发现、及时处理。耳标脱落后，需要及时登记，并且重新补打耳标；而后要将新打的耳标编号记录下来，并与之前的耳标编号一一对比更新。如果过程中没有注意及时记录，很可能会造成结果遗漏、数据不明确甚至丢失的情况，这样整个实验结果都可能受到影响，得不偿失。

刚入门科研，掌握的东西不是很多，但正是因为研究生的学习，我得以初探深奥的科研大世界，比起本科的学习，我学到了很多很多新知识，这让我愉悦。但即使只是浅尝科研滋味，我们也应该具备最基本的科研素养——那就是科研诚信，它如同基石，有了它，才能一步步建起坚实稳固的科研大厦。

寻真为善以至美

军事科学院军事医学研究院毒物药物研究所　黄晏

近年来，违反科研诚信事件在国内外频繁发生。2018 年 5 月 31 日人民日报头版头条刊发了中办、国办印发的《关于进一步加强科研诚信建设的若干意见》，指出了科研诚信是科技创新的基石，明确了对违反科研诚信的零容忍。这体现了国家对科研诚信的高度重视，对营造良好科研诚信环境的决心。科研诚信被国家提到了一个历史高度。

作为一名药理学科研工作者，我也谈谈我对诚信的一点理解。在科研中，我觉得诚信有两个层面的含义："诚"是忠于客观规律和事实，即寻真；"信"是对科研信仰和道德的遵循和追求，即为善。科研中"诚"和"信"相辅相成、不可偏倚，只有对"真"的执着追求和以"真"为基础的"为善"，才能实现人类更加美好的生活。

不"真"难以为"善"。在人类历史上有很多由于缺乏对"真"的了解进而造成的悲剧。在药理学历史上，著名的"反应停事件"便是一例。反应停即沙利度胺是一种具有止吐作用的药物，其人与动物的一般毒性极低（据相关数据服用 14 克也不会致人死亡），但其可选择性地作用于胚胎，具有明显的致畸作用。早期由于没有认识到沙利度胺的致畸作用，曾被用于治疗孕早期呕吐，结果造成了大量畸形儿的"恶果"。这也类似于我们常说的好心办坏事，其本质是我们对客观事实和规律了解的不足所致。

“不善”，“真”也不可为。真的寻求不是不择手段的，要建立在一定的社会伦理道德基础上。日军侵华时有一支进行活体人实验的医疗部队——日本关东军驻满洲第 731 防疫给水部队（731 部队）。731 部队假借研究防治疾病与饮水净化为名，为了获得一手的生物武器与化学武器对人体的伤害效果的数据，竟违背人伦道德使用活体中国人、朝鲜人、联军战俘进行实验，犯下了滔天罪行。

为“真善”，而不是自以为“善”。近来南方科技大学副教授贺某某的“基因编辑儿事件”在媒体引起了广泛的讨论。从贺教授最初的高调宣布基因编辑儿成功诞生可以看出，其本意应该是自以为的“为善”。但是其开展科学研究和医疗活动严重违反有关法律法规和伦理准则。虽然科学探索无止境，但科研行为特别是医学科研更需要遵循相关伦理准则的。

怀着“寻真”的精神，践行着“为善”的理念，科学研究就会为我们带来“美”好的未来和生活，即“寻真为善以至美”。

心怀“寻真为善以至美”，科研诚信立也！

传承中华传统诚信文化，筑牢科研诚信

军事科学院军事医学研究院毒物药物研究所　蒋宁

中国传统诚信文化，科研诚信的道德理论源泉。中华民族自古就有以诚为本、以信为先的文化传统，在中国传统的道德体系中诚信之德居于核心地位，是小到个人、大到国家安身立命、谋事兴业的重要前提。中国传统文化绵延五千多年，在诚信道德方面为后人留下了博大深厚的宝贵遗产。从《易经》，到孔子、孟子等先秦诸子百家，再至宋明理学等，传统文化对“诚信”思想的阐释经久不衰、源远流长。《易经》曰“君子进德修业，忠信，所以进德也”；《诗经》云“无信之人言，人实不信”；《左传》云“信，国之宝也，民之所庇也”；《论语》曰“人而无信，不知其可也”。此外，我国还有大量诸如“一言九鼎”“一诺千金”“一言既出驷马难追”这样称赞诚信精神的成语。历经五千多年的传承，上述以“内诚于心、外信于人”为内核的诚信文化已潜移默化浸润到“修身、齐家、治国、平天下”的各个方面，成为中华民族立人、立事和立国的基本道德要求。因此，我国传统诚信文化是科研诚信的道德理论源泉，为解决科研失信问题提供了重要的道德理论保证。

遏制学术不端行为，宣传教育防范为先。两千多年前，《黄帝内经》中提出“上医治未病，中医治欲病，下医治已病”，即医术最高明的医生并不是擅长治病的人，而是能够预防疾病的人。正如“上医治未病”一样，在科研诚信问题上，最好的做法是不要等到事情发生再去调查、处理，而是要通过教育来预防不端行为的发生，以避免浪费巨大的人力物力去调查。加强教育是科研诚信建设和学术不端行为防范的最根本解决之道。加强科研诚信教育刻不容缓，研究生的教育中必须要有科研诚信的内容。对于我们科研人员，除了要以身作则坚持科研诚信外，还有责任教导学生或课题组中的年轻学者，使科研诚信得以传承，而不能为了自身的短期利益有意或无意将其忽略。事前预防不端行为和事后查处不端行为是两条不同的路径。一旦发现科研不端行为，须秉持“亡羊补牢，为时未晚”的做法，对不端行为“零容忍”，严格进行有效处罚。

敬畏道德原则，坚守科研诚信道德底线。德国大哲学家康德在《纯理性批判》里有一段名言，后来李泽厚在《浮生论学》中引用了这段话，并翻译成“位我上者，灿烂星空；道德律令，在我心中”，意思是“有两样事物使我心中不断充满惊奇和畏惧，在我头上繁星密布的苍穹和在我心中的道德法则”。科研工作者应该汲取中国传统诚信文化精华，以传统道德文化中的“君子人格”为荣，任何时候都不能失去对“道德原则”的敬畏和对“道德底线”的坚守。科研诚信是科学研究的“生命线”，也是科技创新的基石。在科学研究中要以追求真理、揭示客观规律为目标，以维护科学精神、造福人类为使命，坚守中国传统文化的诚信道德底线，恪守科学精神，强化创新意识，提升创新能力，为实现世界科技强国目标而奋斗！

若无诚信，何谈科研

中国医学科学院药物研究所　孔德文

正如孔子所言“人而无信，不知其可也”，如果一个人连基本的诚信都没有了，不知道他还能做些什么。我们小时候就学过曾子杀猪的故事，学过华盛顿砍树的故事，诚信就像影子一样一直追随着我们，而随着我们的长大，外界的诱惑如同黑夜一样让一些人忘记了诚信，犯下了大错，也给我们敲响了警钟。

我们研究生的第一课就是科研诚信教育，也让我们意识到诚信在我们今后的科学研究中的重要性。科研本来就是一个漫长而艰难的过程，也因此有人容易耐不住这份枯燥，急功近利。当你一遍一遍重复试验，一次一次修改实验方案，却仍然不能得到你想要的结果，你是否能再坚持一下，而不是修改出理想的数据呢？当你同样每天披星戴月，甚至将更多的精力放在实验上，却看到同期学生发文章拿奖学金，而自己一无所出，你是否还能继续沉淀下来，而不是拿别人的结果发自己的文章呢？当你一篇文章如同石投大海，久久没有收到出版社的回复，你能否再多等些时日，而不是转身再提交给其他出版社呢？人之初，性本善，人们在大多数时候都是有基本的诚信修养的，但重要的是在一定的困难和压力下，你是能守住自己的道德底线，还是一步错步步错。一念之间的抉择，你的人生格局从此不同。

我的导师说过很多次，没有错的数据，所有的数据都能反映一定的现象，即使是阴性结果也能告诉其他人这个药在这方面可能是没有显著效果的，这就是科研的意义所在。很多时候，我们被竞争带来的压力，被荣誉带来的效益蒙蔽了双眼，那时候实验中任何一点困难都能成为压死骆驼的最后一根稻草。科研诚信是一种品质，诚信科研是一种信念，科研本来就是一种有理可据的冒险，我们要早早地学会放开自己的视野，辨证性地看待自己的实验结果，深入地分析自己的数据，不要太过偏激和钻牛角尖，提高自己的人生格局。

科研诚信不仅是一种道德约束，更是一种法律法规，2007年，中国科学院发布的《关于加强科研行为规范建设的意见》明确将一些不端行为进行定义，一旦触碰将受到法律制裁。法律不允许“不知者无罪”，也因此要更严格地进行科研诚信教育，明确哪些事可为，哪些事不可为，也让还在成长的我们时刻将科研诚信牢记心中。

在科研这条道路上，或许现在我们身边有老师，有师兄师姐们保驾护航，给我们点亮路边的灯，但如果你想沿着这条路继续走下去，即便前方道路一片漆黑，心中也应有一盏明灯，让诚信成为你心里一抹常在的意识，坚定不移地走下去！

科研诚信的基础——兴趣与责任

安徽医科大学临床药理研究所　李涛

学术不端与数据造假已经成为中国学术界挥之不去的阴影，严重影响了科研工作者的形象与威望，如何建立科研诚信，重塑科研工作者的形象，是当前学术界急需解决的问题之一。

管理机构已经进行了相关制度的建设，从课题立项、经费管理、过程控制、论文发表等多个环节建立了预防与监督机制，并制定了一系列的惩罚措施，但学术不端的新闻仍然时常出现，究其原因，与科研工作者的功利思想有关。培养科研工作者的科研兴趣，增强其社会责任感，是解决该问题的可行方法。

科研兴趣能使人不考虑名利，致力于追求事物的本质。我们知道，早期的科学研究没有众多的国家资助、企业资助，也很难通过科学研究获利，很多科学家甚至自掏腰包从事研究，就是这些科学家打开了现代科技的大门。本杰明·富兰克林利用印刷店收益从事发明研究，发现电荷分为“正”“负”，而且两者的数量是守恒的；通过对“雷电”的研究，发明了避雷针。居里夫人在丈夫去世，陷入与保罗·朗之万的感情风波而身败名裂时，仍然能够顽强的坚持下来，并继续从事科学研究至生命的终点。法拉第家境贫寒，没钱读书，早期利用废旧物品制作静电起电机，进行简单的化学和物理实验，通过自学成才，最终成为伟大的科学家。很难想象，如果没有强烈的科研兴趣作为支撑，他们如何做出如此巨大的科学贡献。

社会责任感使科学家致力于解决国家发展中遇到的难题，克服困难，抛弃名利，为国家和民族的强盛贡献毕生精力。1950 年 10 月，邓稼先放弃了美国提供的优越工作条件和生活环境，毅然回到急需科研人才的新中国，为中国核理论研究做出了开拓性的工作。在国家原子弹和氢弹的研究工作中奉献了人生的精华，最终因长期接触放射性物质而死于癌症。钱学森克服美国政府的重重阻挠，不畏困难，最终于 1955 年 9 月 17 日携妻子和儿女回到祖国的怀抱，为我国的国防和航天事业做出不可磨灭的贡献。包括钱伟长、钱三强、华罗庚、郭永怀、朱光亚等一大批科学家，均是在国家最困难，最需要人才的时候回到国内，为国内的科学事业奠定了坚实的基础。他们都是具有强烈时代责任感和社会责任感的科学家，正是这份责任感，支持他们放弃优越的工作和生活环境，踏踏实实为国家的科学事业奉献终身。

唤醒科学工作者的科研兴趣和时代责任感，淡泊名利，坚守本心，脚踏实地，求真务实，才能真正改变当下的学术不端和科研浮夸之风。

科研诚信

中国医学科学院药物研究所　李伟瀚

随着我国科学技术的进步与社会经济的快速发展，我国对科研的重视程度也在逐步加深。但随着越来越多的人参与科研工作，有关科研诚信的问题也受到了更多的关注。诚信是中华民族的传统美德，如论语中所说："人而无信，不知其可也。"诚信是科研的生命线，是一切科研工作的基础。违背了科研诚信，科研工作便丧失了全部的意义，更是对社会财富的浪费。作为一名研究生，维护科研诚信，要从以下几方面做起。

第一要提高科研素养。做到科研诚信，首先要从主观上尊重科学，抛弃急功近利的思想。科研工作的过程是漫长的，要想在科研工作中取得进展，耐心和永不放弃的毅力是极其关键的，在科学研究的过程中，失败是司空见惯的，然而科学的进步正是对失败的不断改良。正如爱迪生所说："成功是百分之九十九的努力加上百分之一的灵感。"因此，要想在科研过程中取得成绩，首先应该端正态度，将科研工作作为一生的事业来奉献，希望不经历失败就轻而易举获得成功的心态是万万不能有的。对于遇到挫折便轻言放弃甚至违背科研诚信的行为，是科研生涯发展的致命顽疾。想要促进科学技术的进步，使科学技术进一步造福于人类，无论对于国家和个人，建立一个诚信的科研环境都至关重要。

其次要建立严格科研规范，实验过程中应按照统一的实验要求，保证实验的平行性与可重复性。按照要求记录实验记录，保证实验过程中及时记录，对实验过程中观察到的细节进行详细记录。正如洛克菲勒所说："唯有规范才能创造秩序，唯有秩序才能保持长久的发展。"我国早在1995年便提出科教兴国的战略，建立完善的科研管理系统和统一的实验操作规范对于科研的发展极为关键。

最后，提升科研技能，实验设计严谨。平时应多阅读科研文献，提升自身的科研能力。如协和医学院的校训：科学济人道。科学技术归根到底是为人服务的，而若想让科技造福于人，技术的严谨性必不可少。由于技术层面的无知造成的实验失败或实验结果不真实，与违背科研诚信所造成的损失无异。中国著名医学家叶天士说过："医可为而不可为。必天资敏悟，读万卷书，而后可以济世。不然，鲜有不杀人者，是以药饵为刀刃也。"可以见得，选择了医学，就是选择了严谨；选择了医学，就是选择了诚信。正因为医学是事关人生死的事业，因此在医学研究领域，科研诚信更应该被放到重中之重的位置。

世界发展日新月异，中国如何在国际竞争中保持综合竞争力，重视科学技术的进步是关键。作为一名医学院的研究生，应当与国家与时代共命运，坚持科研诚信，为祖国科研事业的进步献出自己最大的力量。

浅谈科研诚信

安徽医科大学临床药理研究所　李影

性命相托。当我步入神圣医学学府的时刻，谨庄严宣誓：

我志愿献身医学，热爱祖国，忠于人民，恪守医德，尊师守纪，刻苦钻研，孜孜不倦，精益求精，全面发展。我决心竭尽全力除人类之病痛，助健康之完美，维护医术的圣洁和荣誉，救死扶伤，不辞艰辛，执着追求，为祖国医药卫生事业的发展和人类身心健康奋斗终生。

这是我刚进入医学院开学典礼时的神圣而又庄严的宣誓。带着梦想和追求立下的要为祖国医药卫生事业的发展和人类身心健康奋斗终生目标。

2018 年 5 月 30 日，中共中央办公厅、国务院办公厅印发《关于进一步加强科研诚信建设的若干意见》。由此可见，科研诚信是如此的重要。科研诚信建设为营造诚实守信、追求真理、崇尚创新、鼓励探索、勇攀高峰的良好氛围，建设世界科技强国奠定坚实的社会文化基础。科研诚信是科技创新的基石。作为一名药理学博士，在接下来的三年中每天都在科研中奋斗；作为一名科研工作者，要时刻提醒自己诚信在科研中的重要性；作为一名医学科研工作者，要时刻告诫自己，只有诚信对待科研，才能够为祖国医药卫生事业的发展和人类身心健康奋斗终生。

科学研究工作是科学领域中的检索和应用，包括对已有知识的整理、统计以及对数据的搜索、编辑和分析研究工作，容不得半点主观，因此是尽量排除主观因素的一种研究。我所在的培养单位在新生入学教育中，所长一再强调科研真实性的重要性，让我们每个学生在实验前预约好实验设备，记录实验当天的温湿度，同时要求我们保留原始记录。这也是我们科研工作者应该具备的最基本素质，也是诚信科研中必不可少的步骤。只有自己的数据和结果是真实的才可以心安理得地去跟别人分享自己的科研成果，才可以理直气壮的将自己的发现应用于实际中，为指导临床合理用药和治疗指明方向。

近年来，我国科研诚信建设在工作机制、制度规范、教育引导、监督惩戒等方面取得了显著成效，但整体上仍存在短板和薄弱环节，违背科研诚信要求的行为时有发生。在我国，科研不诚信的案例比比皆是，有的导师为了职称，不择手段的去造假，夸大自己研究成果；有的学生不做实验，而是窝在实验室捏造数据。他们看似“聪明”的行为，其实就是在违背自己的良知在欺骗其他科研工作者。例如，西南交大的某教授因为抄袭别人的论文，最终被取消博导资格。作为博士生导师，自己没有在科研中树立诚信的形象，也没有资格去教育和培养其他科研人员。有的学生为了能多发几篇文章，每天待在实验室伪造数据，然后用这些数据写文章以此来证明自己有多么优秀。殊不知，在实验室捏造数据是对实验室的极大侮辱，他们最终都会为他们的愚昧和鄙行买单的。诺贝尔奖的获得者是我们学习的榜样，他们之所以能够获得如此高的奖项，就是因为他们在学术上脚踏实地，耐得住寂寞，才取得了今天的杰出成就，也为我们以后的工作指明的方向。研究生是国家要培养的高端科学研究人员，我们要对得起自己的称号，在做人和做事上，任何时候都不能缺失诚信。

作为医学科研工作者，更应该时刻保持诚信，因为我们面对的是未能解决的医学难题，研究的最终目的是治病救人。因此，我们更不能有投机取巧的心理，而是要踏踏实实，用事实说话，实事求是做好每一件科研中的细节。

诚信，科研道路的基石

中国医学科学院药物研究所　梁宇

在每个人的孩提时代，都有一个科学家的梦想，希望自己在未来科学领域创造更大的科学财富。随着年龄的增长，在接受大量知识的同时也清楚地意识到，做科研绝不仅仅是想想而已，更是需要不断学习、勇于探索、敢于创新。但是，近年来科研造假的事件层出不穷，数据造假、伪造新理论、发表虚假文章，给科研界造成了极为恶劣的影响。因此，肃清科研学术风气势在必行，这是发现新理论与科学现象的重要前提。

为何实事求是是科研必需的呢？首先，做科学研究的目的是探索自然规律，发现客观存在的事实，并以此创造新的价值。如果试图篡改客观数据，呈现的结果可能截然不同，甚至会产生完全相反的现象。不仅如此，这样的结论在未来应用时必然漏洞百出，无法重复，更难以解决生活中存在的问题。其次，细小的环节可能是开启新发现的大门。牛顿坐在树下被苹果砸中，由此展开对重力的探讨与研究。突如其来的一个想法或是某一瞬间的现象可能是重大发现的钥匙，如果仅仅为了“创造”一个理论而忽视这些细节就可能与真正的结论失之交臂。最后，真理永远是真实的。流传至今的理论必然是经得起世人和时间检验的，虚假结果极易被推翻，甚至给自身与他人造成极大的伤害。韩春雨事件引人深思，不提文章结果造假，单论此次事件对科研界的冲击巨大，随后发现 100 多篇造假的学术论文，给所有科研人员心中都留下了阴影，更是让群众怀疑科研的真实性。因此，真实是科学发现的不二法门。

诚信自古便是中华民族的传统美德，更是我们为之骄傲的资本，作为一个公民，应诚实守信踏实做人做事；作为一名学生，我们应实事求是，追求真实；作为一名科研工作者，我们更要高标准严要求做研究。同时，科技工作者的学术道德与自律等行为也与当今社会科研诚信大背景有关，为加强学术研究的真实性，建立合理的法律制度与诚信体系也是极为必要的。国家曾发布有关高校学生及科研工作者学术不端行为的处理办法，严厉打击学术造假者，为更良好的学术环境作保障。但在这样的大环境下，自律是关键。只有自发地踏实科研不跟风，才能创造出属于中国人民的知识财富，造福全世界。

走捷径、投机取巧在学术界根本不存在，勤奋、认真与实事求是才是追求真理的要义。虚假的事物无论如何装饰也不会成为一件珍品，没有应有的价值便经不起任何风浪。我党始终强调科研诚信的重要性，无论是毛主席的老老实实做学问，邓小平同志的科学不允许弄虚作假，再到习主席提倡建立良好学术环境，是因为领导人们坚信科研诚信的重要价值。如若一时未能抵挡住外界的诱惑而因此悔恨终生，未免因小失大。

诚实做人，诚信做事，科研工作既然是我们多年的梦想与追求，就应对自己与国家负责，追求真理，才无愧于祖国与自己！

戒欺

北京大学基础医学院药理学系　林志彬

2017 年秋，我应邀参观杭州胡庆余堂及其中药博物馆，看到、听到这个百年老店的历史和传统，深感胡庆余堂不愧于“江南药王”的美誉。参观时，博物馆中收藏的镇馆之宝——“戒欺”匾牌给我留下了深刻的印象，至今难忘。匾中，在“戒欺”两字旁，还写有“凡百贸易均着不得欺字，药业关系性命，尤为万不可欺。余存心济世，誓不以劣品弋取厚利，惟愿诸君心余之心，采办务真，修制务精，不至欺余以欺世人，是则造福冥冥，谓诸君之善为余谋也可，谓诸君之善自为谋亦可”。百余年，“戒欺”二字一直是胡庆余堂的店训。

毋庸置疑，“戒欺”作为道德标准完全可用于各行各业，而“药业关系性命，尤为万不可欺”“誓不以劣品弋取厚利”，更适用于我们医药行业，适用于药理学专业。今天我们讨论科研诚信，就是反对太多的不诚信，其中骗取或挪用科研基金，篡改或编造实验数据，论文造假或抄袭，一稿两（多）投，不当署名，代写论文，不当拼凑申请奖项等已成为国内外学术界的众矢之的。

如何做到科研诚信？现在从主管部委到单位均有许多规定，从这个层面上来说，就是要依法依规严格管理，零容忍。近年来发生的违反科研道德、论文造假等事件的处理，多很被动，直到舆论压力十分大，不处理难违民意才处理。处理违反科研诚信问题，要从“大人物”抓起，不要保护大人物，拿小人物顶罪。

对于科研工作者来说，“戒欺”就是要严守科研道德和科研规律，去申请科研经费和进行研究，认真分析实验数据，实事求是地做出结论，撰写发表论文要十分严谨，做科研总结报告时不要拔高。

目前，在大学和研究机构，在第一线直接进行研究的多是研究生，对他们的科研道德的教育、学术指导和论文的把关是导师不可推卸的责任，导师对研究生入学到毕业的全过程要了如指掌，对研究课题要负主要责任，不要出了问题说一声“我一概不知道”就交代了。处理研究生论文造假，要导师（责任作者）、学生一起处理。

总之，作为一个科研工作者，在科学科研工作中，要时刻想到“戒欺”，才能做到科研诚信。

浅谈科研诚信

中国医学科学院药物研究所　刘成娣

我是一名有幸考入中国医学科学院药物研究所的普普通通研究生，在新学期伊始选课时发现“科研诚信与道德”作为必修课出现在选课系统，不禁感叹拥有百年历史的名校协和对于思想品德教育如此重视。回想近几年种种科研不端行为的热论，更是引发了我对科研诚信的思考。那么，何为诚信？何为科研诚信呢？

诚信，就是诚实守信、真实可信，没有假冒、没有篡改、没有伪造、没有剽窃。我国公民道德基本规范更是把“诚信”纳入其中。2009 年科技部、教育部界定科研诚信为科技人员在科技活动中弘扬以追求真理、实事求是、崇尚创新、开放协作作为核心的科学精神，遵守相关法律法规，恪守科学道德准则，遵循科学共同体公认的行为规范。科研诚信是科技创新的基石，是科技工作沿着健康方向发展的重要底线。虽然国家三令五申，警钟长鸣，但由于道德观念和行为教育不规范，近几年来在我们这个综合国力不断上升的国家，违背科研诚信的行为时有发生，屡遭质疑与批判，严重损害了中国科学的形象。如中国科学家的数百篇论文遭国际学术期刊撤稿；买卖论文、提供虚假专家评议等造假行为的第三方机构比比皆是；国内期刊充斥着大量的“垃圾论文”“友情论文”等。可谓人而无信，不知其可也。科研诚信是科技工作的最基本素养，学术无信，科学的殿堂定礼坏乐崩。在如此重视品德教育建设的中国，屡屡发生此类科研不端行为真是令人深思啊！那么，科研诚信问题产生的原因又是什么呢？

我认为科研不端行为是科研人员本身科研诚信意识淡薄和科研体制不健全造成的。如大多数科研机构和高校把发表论文的数量及期刊级别作为工作考核及奖励的重要指标，很多科研人员为了晋级快，争取某些“帽子”头衔，便把科研诚信抛到脑后产生了弄虚作假的行为：抄袭他人科研成果、捏造篡改科研资料、提供虚假信息等。在信息技术如此发达的时代，“互联网”更是为科研不端行为开创出了一条剽窃的便捷通道。并且许多科研机构不作为，抱着“家丑不可外扬”的心态更是纵容着“不法分子逍遥法外”。在我看来科研是一种严肃认真的活动，科研人员是国家的精英，而学术带头人的学术品行更是影响青年科研人员科研诚信的重要因素，不能因个人利益而影响到年轻一代对于科研诚信的认识。科研是社会的精英从事的创造性活动，所以请社会精英们为下一代做出表率作用，引领年轻一代走入正途。

而作为科研道路上渺小的我，应从实事求是写好每次实验记录，认认真真分析实验数据开始，以严谨认真的态度对待科研，不断提升自身科研水平和素养，坚决以实际行动抵制科研不端行为，不断提升自我约束力，做一名遵纪守法、恪守学术规范的科研工作者。

做科研，树学风，守诚信

中国医学科学院药物研究所　任淑月

作为一名医药学生，保持优良的科研学风，讲诚信是必不可少的。在国家的快速发展阶段，急功近利使不得。科研诚信主要在于诚实、守信。其中科研不诚信主要包括杜撰、篡改、剽窃、虚假同行评议、馈赠作者。

所谓数据篡改、修改数据是实验结束有时出现的一些结果与我们预想不符，或者完全阴性结果，为了能达到自己预期的目的，而修改数据甚至篡改数据！在一些探索性实验进行中，有时候得出的阴性结果被大家完全忽视，不被记录下来。其实阴性结果在保证实验方案合理、操作正确的情况下也是一种结果，是在探索中需要被记录下来的内容，为后期的探索提供参考，推动研究的进展，给人以思考、启发。还存在一种情况是对已有的一些实验结果不满意，伴随着急于求果的心情，就小范围修改数据，有意剔除数据，严重润色数据结果，急于呈现完美的结果，来符合自己的研究论点。近两年的韩某某事件轰动媒体，引起我们充分重视，其实验结果不可重复性，以致进一步同意撤稿，说明其存在科研学术不端的行为。作为一名导师，带领团队发表这样一篇轰动性文章，不仅是学术不端，在道德水平上也同样令人咂舌。同样的情况，前日本细胞生物学女研究员、早稻田大学工学博士、日本理化学研究所发育与再生医学综合研究中心学术带头人——小保方晴子，因存在学术论文造假，重复使用实验结果，篡改结果的行为，不仅自己被撤销博士学位，自己的导师也因忍受不了舆论的压力而自杀身亡。这样的事件从个体的角度来看，害人害己；从国家社会角度来看，影响国家声誉，误导科研方向，扰乱科研环境。

同样剽窃他人的实验数据，不论道德水平还是学术水平都是一种不端的体现。

有些时候为了急于发表文章，可能会通过第三方快速发表，此时就存在虚假的同行评议行为。近两年我国的大量文章被撤稿，很大一部分是存在虚假的同行评议造成的。同时，一篇文章挂靠很多没有参与的人员，这也同样是一种学术不端的行为。

针对现有的学术不端、学风浮躁的现象，我们要倡导严格遵循科研诚信的准则，我们要通过严禁杜撰、篡改数据，对于阴性结果同样要认真记录，样品信息记录完整，不良反应事件认真记录；严禁通过第三方发表文章，同时要对自己的文章原始数据记录归档；在申请课题经费时要严格把守，严禁科研不端的人员申请立项等措施正学风、守诚信，营造一个良好的科研环境。

科研诚信：雾霾里的蓝天白云

军事科学院军事医学研究院毒物药物研究所　孙娜

诚信是中华民族的传统美德，也是科学素养与科学精神的重要组成部分。建国以来，我们广大科研工作者取得了辉煌而夺目的学术成就，为社会树立了“两弹一星”精神、载人航天精神等精神典范，同时也为后来的科研人在科学素养的培养上奠定了基础。但是，随着科技的飞速发展，以及其对经济社会的深入影响，随之而来的学术不端、科研诚信缺失等问题日渐显露：学风浮躁、剽窃抄袭、弄虚造假等。各高校学位论文抄袭、国内外各种期刊撤稿事件层出不穷，不仅对学术界的风气造成了严重的负面影响，更让业内外丧失对科研的信任。更有甚者，骗取科研经费，这些屡禁不止的学术不端的行为，对科研经费造成了巨大的浪费，侵蚀了学术大厦的根基。对比曾经的辉煌，当下学术界的“乌烟瘴气”迫使我们放慢脚步去自查自省，然后改过，重新上路。

近年来，我国科研诚信建设在工作机制、制度规范、教育引导、监督惩戒等方面取得了显著成效，但整体上仍存在短板和薄弱环节，违背科研诚信要求的行为时有发生。学风浮躁、急功近利的“科研瘴气”像北京冬天的雾霾，阴沉不散，让人呼吸不畅，需要一股强劲肃杀的风狠狠地将之吹散，还我们一片澄净蓝天。但是，雾霾也不是凭空出现的，它是各种排放物、污染物的累积表现。同样，学术不端的科研瘴气也有造就它的“PM2.5”。去年沸沸扬扬的国际期刊《肿瘤生物学》对107篇中国论文撤刊事件，这在国际上对中国的科研形象造成了极大的破坏，其中不乏投机取巧、弄虚作假之人，但是大面积出现这样的“事故”真的都是人心缺失吗，对于医生来说，人心没了，仁心何来啊？这必须引起我们的足够重视，不仅仅要对医生纠错，更要对其深层的体制机制反思。

施一公曾说：“有些文章，就是垃圾文章，纯粹为了发文章而发文章。我再说直白一点，文章数量、引用率、文章发表杂志的影响因子，在我们这么大的国家，都可以人为提高的。”更直白一点，就是“造假成本”低，没有严厉的失信惩治措施，让越来越多的人顶风作案。因此，重拳出击严厉打击这些学术不端的歪风邪气，必须进一步加强科研诚信建设、营造诚实守信的良好科研环境，自觉弘扬科学精神、恪守诚信规范，为打造共建、共享、共治的科研诚信建设新格局，营造诚实守信、追求真理、崇尚创新、鼓励探索、勇攀高峰的良好氛围做出贡献，让科研诚信重新沐浴冬日暖阳，享受蓝天白云的惬意。

守住诚信的底线，不忘科研的初心

中国医学科学院药物研究所　孙姝婵

在人生的道路中，我们选择了那雪白的实验服、选择了神圣的医药卫生事业，踏上了一条科研之路。科研是人类最崇高的事业，睿智的科学家们也从不缺少赞美和敬仰，人们也都愿意为之奉上真金白银的奖赏，久而久之，科学家们也就充斥在形形色色的诱惑之中，继而迷失自己，走上了歪路。科研固然不能掺杂半点虚假，世界上却从不缺少虚假的科学家：美国的肖恩、日本的小保方晴子、武汉大学的李某某，从不知名的研究生，到资深教授以至诺奖得主，学术不端的群体从来都是踊跃不断、人才济济。类似抄袭剽窃、重复发表、信息虚假等严重学术失信、学术不端行为屡见不鲜，而且还在不断翻新升级中。

随着不断地学习，我深刻明白了“科研无巨细”！也许作为一名学生，金钱权力的诱惑离我们还很遥远，但个人品质的形成却是实实在在的。老师之前举过一个例子，有位同学实验结果、文章撰写一切都很完美，就是因为有张图明明是引用的却忘记注明出处，就被判为“抄袭”。可能是无心之失，但这位同学因为自己的粗心错误，最终被扣上了“学术失信”的帽子。

诚信是做人做事的底线，但并不单单是拒绝剽窃、拒绝抄袭等关乎人格的问题，也包括如实记录实验过程、真正做到盲法原则、规避粗心错误等每一件小事。“科研无巨细”，端正态度，认真对待每一件小事，对失信错误零容忍，就一定会有所收获！

科学家的特点，不在于“未卜先知”的总是站在正确的一边（这样的“神人”也不存在），而在于尊重证据，在新的证据面前能够改变自己的观点。阳性结果固然诱人，但正如老师所教导的，阴性结果也是结果，在真实的结果面前请如实的接受。

还记得入学时的宣誓吗？初心的形成很简单，但是它的完成却是一个很漫长且很艰苦的过程。孔子说：“居之无倦，行之以忠。”学术造假，去做的终归是“人”，只有每个科研人员真正地守住诚信的底线，不忘科研的初心，才能真正杜绝学术造假，营造出纯科学的学术氛围。科研诚信，从我做起！

天上的星空　心中的道德律

中国医学科学院药物研究所　王景蓉

几年前，一部电视剧《何以笙箫默》引起了收视热潮，其中的一些经典台词也开始在网络上流行。剧中有一个桥段令我印象深刻，男主角何以琛在一次辩论赛上引用了康德的一句话：“那最神圣、恒久，而又日新月异的，那最令人感到惊奇和震撼的两件东西，是天上的星空，和我们心中的道德律”。这句话不禁引起了我的思考，并在科研工作中赋予其具体的含义和解释。

那么天上的星空是什么？星空浩瀚无边，充满神秘，吸引我们去探索。这又何尝不像我们在生命科学领域的探索。生命是神圣的、令人敬畏的，故而在探索的时候更应该时刻提醒自己要坚守心中的道德律。

那么心中的道德律是什么？道德律包含很多可贵且必需的品质，例如探索的勇气、耐心、对生命的敬畏等，但非常基本的便是科研诚信与学术道德。

那么科研诚信与学术道德是什么？科研诚信与学术道德贯穿在我们的科研生活中，体现在如实记录原始数据以及杜绝一切抄袭行为上。

不知你是否见过这样的现象？即使在实验课程上，老师向我们反复强调科研原始数据的重要性和严谨性，不能因为没有达到理想的结果而随意篡改数据，在实验中，也会有学生因为种种原因随意删改数据以达到好的实验结果。在平时的学习中，即使论文的原创性逐渐受到大众更高的重视，也会有学生在对待需要交论文的课程上时，抱有不重视的态度，投机取巧，各种复制粘贴组装成自己的论文。

诚然，对于一些比较成熟的教学实验，一些结论是已经经过无数验证的，而一些学生在实验中如若没有达到实验预期的结果，便会认为自己的实验失败了，有些甚至还会通过篡改或随意删减数据，使自己的结果与他人一致。但若开始真正进入科研，开始做自己的探索或验证实验时，对数据的不负责任换来的完美结果，也会像永动机一样，在现实生活的应用中露出马脚。而对于一篇结课论文，既不用于发表，同时由于数量之大，老师也不会每一篇都阅读，用复制粘贴来投机取巧或许可以钻空子，但若开始写学术论文，任何抄袭行为不管大小都会导致严重的后果。勿以恶小而为之。

哈佛大学终身教授的事例便为我们敲响了警钟。近日，环球时报对于哈佛大牛学术造假的报道刷屏朋友圈，这位哈佛医学院的教授被证实论文造假，由他所奠定重要基础的心肌干细胞领域，几乎受到了毁灭性的打击，且哈佛大学表示，将会谨守最严格的学术规范和伦理标准，对学术不端绝不姑息。而报道也对这一事件有一贴切评价："这个骗局就像是海市蜃楼，引领着研究者前仆后继的投入了这个错误的方向，又像是一件皇帝的新衣，只有聪明的人才能看到。"论文可以撤回，但这些年投入的人力、物力、财力、精力已然无法挽回，而这个方向曾经带给研究人员和患者多少希望，他们现在就有多少失望。这篇报道的末尾指出："虽然错误已经得到修正，但如何解决学术造假，仍然是困扰全世界的问题"，这提示我们每个人都要谨守心中的道德律，守住自己的底线，坚持科研诚信，拥有学术道德。

我的一位老师曾经告诉我："科研是一条艰辛的道路，需要忍受寂寞"。但即使道路艰辛，我们也不能因为短暂的假象利益丢掉科研诚信和学术道德，丢掉心中的道德律。古语云："小信诚则大信立，唯天下至诚，方能经纶天下之大经，立天下之大本。"我们要坚守心中的道德律，在科研的漫漫长路上，上下求索，坚定不移地走下去。

伴科研诚信，书科技创新

中国医学科学院药物研究所　王蓉蓉

科研诚信是保证科研求真、科研积累、科技创新、科技兴国的基石。随着科技地位提高，科技投入激增，科技与利益联系日益紧密，以及相应科技体制、法律法规、制度措施不够完善等原因，在我国科技界出现了以“韩某某事件”为代表的一些违背科学道德与学风的科研“失信”行为。尽管“韩某某事件”尘埃落定，但反映的科研诚信问题发人深省。

科研诚信简单来说就是实事求是。作为一名刚刚接触科研工作的药学专业研究生，“科研诚信”最先是从老师身上感受到的。清楚地记得老师“阴性结果也是结果”；“医药行业，健康所系，生命相托，容不得半点掺假，要实事求是，对得起自己的职业，更要对得起患者”的谆谆教导，也记得老师对实验结果可靠性接近极致的严苛要求。从铺板、统计到实验记录，尽量排除一切可能干扰实验结果可靠性的各种因素。春风化雨润桃李，在实验以及记录过程中，本人谨遵老师教导，恪守对照、随机、重复实验原则，如实记录动物以及细胞对药物的反映，严格按照标准量化指标，科学统计实验数据，严密推导实验结论，来保证所得结论可信、可用，以期有用。

目前，新的科技革命正在兴起，全球进入了创新密集和产业振兴时代。我国虽然科技得到飞速发展，甚至有些方面处于世界领先地位，然而总体处于原始积累阶段。为实现未来可持续发展与高速发展，抢占发展“制高点”，我们必须坚定不移地走科技创新道路。科研诚信作为科技创新的重要因素，不仅是科学发展的基石，更是创新效率和未来发展速度的决定性因素。我国近年来出现的科研“失信”现象为我们敲响警钟，因为科研“失信”不仅误导科研方向，污染学术品格氛围，影响广大科技工作者的积极性与创造性，甚至影响整个科技兴国进程。千里之堤，溃于蚁穴，对于科研“失信”现象我们必须严肃对待，防微杜渐。总之，科研诚信是我们每一位科研工作者的必修课，是保证科研求真、科研积累、科技创新、科技兴国的基石，必须贯穿于整个科研过程。

在建设科研诚信的道路上，国家应该尽快健全相应法律法规，保护科研工作者的应有利益并规避科研“失信”行为。在社会方面，应积极倡导科研诚信，加强科研诚信风气建设。作为一名研究生，也就是作为一名进行研究工作的学生，必须严格要求自己，崇尚科学道德、坚持科研诚信，遵守学术法律法规、自觉抵制科研“失信”行为，努力成为科研诚信的践行者和维护者。在以创新为驱动的发展时代中，我们必须三省吾身，恪守作为一名科研工作者的本分，伴科研诚信，书科技创新。惟其如此，我们的工作才有意义，科研才是实事求是的科学，科技强国才不是一纸空谈。

做一个诚实的学者

安徽医科大学临床药理研究所　魏伟

老子《道德经八十一章》曰：信言不美，美言不信。善者不辩，辩者不善。孔子《论语·学而》曰：信近于义，言可复也。强调人讲信用要符合“义”，只有符合“义”的话才能实行。孟子《离娄上》曰：诚者，天之道也，诚之者，人之道也。强调天人合一，内心的感受与外在表行的统一。人类六万年，上下五千年，古今中外，无不为一个“诚”字所敬重，无不为一个“实”字而信任。

尽管国际国内、各部门各单位多有学术诚信的要求及反复强调的学术不规范的各种处理办法，但人的意识和品格不同，社会背景不同，加之浮躁的科研环境，不断出现了一些无中生有、妙笔生花、移花接木等学术不端行为，国内外案例比比皆是，在此不再赘述，这些都是不诚实的学者所做出的，这里聚焦学者个人简介和文章署名等诚实问题谈点看法。

学术是系统专门的学问，是学习知识的一种，是对存在物及其规律的学科化。学问是要学要问，既要学系统的、理论的知识，也要学实践的知识。学习知识暨能够摆脱愚昧，丰富心智，跟上社会发展；学习知识又能够探索哲理，创造知识，服务自然社会。学者既是做学问的人，又是科技创新和转化应用的工作者。个人简介和文章署名等能够反映一个学者的诚实情况，如学历与学位、博士生与博士的介绍，有的人只有学历或学位，而混为一谈书写；有的还在读书是博士生，而介绍为博士；有的是博士后人员介绍为研究员，等等。在介绍自己编写著作时，不明确写出是主编、副主编、编委还是作者。在介绍论文署名时，不明确写出是第一作者、共一作者、其他作者还是通讯作者、共同通讯作者等。

上述情况看似简单，却是经常出现的问题，也从一个侧面反映了学者是否诚实的问题。学者从年轻时就要实事求是的写好个人履历和简介，有些专家的简介由他人代写，本人一定要把关，最好自己写。

诚实从个人履历和简介做起，做一个诚实的有品位有内涵的学者，一定能得到信任和尊重！

科研以真吻我，我要报之以诚

军事科学院军事医学研究院毒物药物研究所　魏肇余

2018年5月，中共中央办公厅、国务院办公厅印发了《关于进一步加强科研诚信建设的若干意见》，对进一步加强科研诚信建设、营造良好科研氛围提出了明确要求。此文一出，在科研人员中引起的广泛关注不啻于《布尔什维克主义的胜利》之于工农阶级，一石激起千层浪。作为科研人员的一分子，在对美好科研氛围前景翘首颙望的同时，我也深切感受到了整饬科研诚信的必要性和紧迫性。

自古以来，诚信都是一个沉毅厚重的词语，围绕着它也流传着无数发人深思的人与事迹。周幽王烽火戏诸侯，轻诚信而身死国灭，为天下笑；季布一诺千金，重诚信而救人救己，得后世扬。无数史实现例无不处处透露出诚信的重要性，它是立人之本，是社会之基，是国家之德，是以科学的态度对待万物，是实事求是，尊重现实。《中庸》有云，“诚者，天之道也；思诚者，人之道也”，作为现实社会的一分子，恪守诚信是我们每个合格公民的本分；而作为探索大千世界无穷真理的先锋，我们科研人员更亦如是。

欲修学，先立身。诚然，目前我们的社会形态处于转型发展时期，社会诚信有所缺失，在科研领域，学术浮躁、学术不端等现象也时有发生，“简单量化”“重数量轻质量”“一刀切”倾向更是亟待解决的顽固学术难题，这个时候强调科研诚信也就尤为重要。试想，洋洋洒洒的一篇文章、一份报告，如果绝大部分都是借鉴引用甚至抄袭，那又何谈体现自己原创性的观点和做法，又如何可能做出理想的成绩、得出有用的结果来承予世人呢？我们搞科研、做实验，本身就是玄之又玄的事情，需要从一而终地倾注心血，是从无数浩如烟海的数据中择善固执，是于无数日夜青灯黄卷之中的苦苦寻觅，身体力行，无数次的重复，只为追寻其中所蕴含的渺邈真理。倘若在这期间，我们一念之差，摒弃诚信，恣意抄袭捏造，即使得出了所谓的结果，这也是对自己之前无数日夜辛勤研究时光的浪费，是对自我的一种抛弃和否定，是自我放弃的同时对科学的亵渎，更遑论是和真理的背道而驰了。每念及此，我都战战兢兢，三省己身，但求内不欺己，外不欺人，尊重每一次科研实验的客观事实，如实记录。须知，言不信者行不果，想要得到真正属于自己的研究成果，恪守科研诚信就是我们科研人员应该奉守的第一信条。

我见青山多妩媚，想青山见我应如是。只有相看两不厌，才有最真的敬亭山。我始终相信，我们为研究所做的奉献大小与科学呈现给我们的真理多少是相等同的。待之愈诚，则得之愈真。科学研究让我们得以窥见世界最本源的真善美，我就该以最真诚相待的态度投入其中，不忘初心，方得始终。科研以真吻我，我要报之以诚！

从细节做起，保证科研数据的客观、真实、可信

福建医科大学药学院　吴敏

近年来，造假、抄袭等学术不端的行为屡有发生，甚至一些知名的学者专家也不能幸免，而面对他们所引起的研究热潮，许多跟风研究的科研工作者或许一直头疼结果不符或者为了追求结果而造假等。这给科学研究造成了极大的损失，也给整个社会的诚信造成严重的损害。

科研诚信要求科研工作者本着科学严谨、实事求是的态度，恪守科学研究的行事准则，不弄虚作假，树立正确科研态度。费尔巴哈曾说："诚信是科学家的主要美德。"如果科研都

成为一件虚假的事，可想而知那是多么可怕啊！

不可否认，现在科研工作者的科研压力非常大，任务十分艰巨，发文章也成为科研工作者的追求和潮流。在科学研究中，有大量的实验工作都是研究生完成的，他们面对导师的压力，面对毕业的压力，有时候实验结果又总是不尽如人意的，这也有可能会造成学术造假的行为。但很多时候，如果对实验结果多分析一下，而不是一味去追求预期的结果，也许在分析之后，虽然与预期结果不符，但可能会有新的发现和创新。人往往花费很长的时间得到别人的信任，但失去却很容易。

科研不是一蹴而就的，它需要研究者花费无数个日夜的苦心研究。如果总有人想着抄袭、篡改数据，进而发文章获取一些利益，那是对那些辛苦钻研的科研人员的不公平。

而在科研过程中，我们怎样确保数据链的完整性，不抄袭造假，也防止被抄袭呢？以下是我在实验过程中的一些感悟。

我主要进行肿瘤多药耐药逆转剂的筛选与研究，进实验室以后，MTT 实验是我最基本的实验，但其在设计给药方案方面经常是比较复杂的，如果不记录清楚，时间久了，就可能忘记当时的设计方案，造成数据的丢失。一次 MTT 实验可能是同一药物不同细胞，不同药物同一细胞，药物的联合使用，有时遇到有颜色干扰的药物，要设置空白对照等诸多问题。所以我认为在实验前要在实验记录本上写下详细计划，标明日期、药物浓度、细胞种类及数目，检测时在测完的数据上标清药物名称及浓度，使用“检测日期 + 细胞名 + 药物名”为文件名。一次实验结束，及时拷贝出数据，对实验数据进行处理，但要保存好原始数据。实验进行一个阶段后，要对实验数据进行整理，避免数据的丢失，然后对实验结果进行分析等。

总而言之，科研工作者们要时刻保持清醒的头脑，始终坚持科学严谨、实事求是的态度，维护科研诚信，维护社会公平。

科研诚信之感悟

军事科学院军事医学研究院毒物药物研究所　雍政

古语有云：人无信不立。在人类社会发展的过程中，诚信一直是衡量一个人品质的重要方面。

作为以探究真相、追求真理为核心的工作，科学研究更是应该以科学道德为行为准则。但是近年来，学术界出现了部分违背科研诚信的现象，在社会上造成了不良影响，严重破坏了科研工作者的形象。针对这种情况，国家陆续出台了相应的政策来监督惩戒和规范引导，学术界自身也开展了自查自纠及思想教育等行动。我国科技政策将科研诚信作为一个重要抓手，推进相关的教育和培训，树立“零容忍”的管理理念，推行“学术不端行为检测”程序，拟建立科研信用制度等一系列的规范及引导，已取得初步成效。

进一步分析科研浮躁的原因，笔者大胆总结，这种风气的滋生一是与科研评价的过度量化有关。“课题文章走天下”在一段时间内几乎成为考评晋升的决定因素。制度的导向，使得科研人员纷纷扎进文章撰写、课题申请的浪潮中，但是另一方面，科研实验的任务重，精力和时间都无法保证，再加上课题申请留给申请者的准备时间有限，往往导致基层工作人员多头看顾、疲于奔命。二是与绩效考评太过频繁有关。十年前，大家常说的“科研就要甘于坐冷板凳”，要忍受漫长寂寞的时光，沉得下去，才能浮得上来。科学研究不是速成食品，多少科学家在实验室默默无闻十几年，才有一鸣惊人的成果，很多改变人类历史的成果甚至是经过几代科学家默默无闻的工作才最终被发现。但是现在，五年、三年甚至一年一次的考核，没有成果就判断不行，让很多“冷板凳”坐如针毡。三是社会节奏加快，各种利益纷至沓来，滚滚洪流中，遗失初心。随着这一现象浮出水面，也是给学术界敲响的一记警钟。

作为科研中层力量，上要对自己的工作负责，下要给新生力量做好示范，以身作则。我们更应该时刻警醒，要有“任尔东西南北风，我自岿然不动”的气势，脚踏实地，坚信付出汗水定会收获成功的喜悦，砥砺前行，不忘初心。

诚以入药　信以立人

中国医学科学院药物研究所　于浩滢

“万事几时足，日月自西东。无穷宇宙，人是一粟太仓中。”诚然，人类对自己的渺小有着清楚的认知，但好奇心和求知欲像一只无形的手推动着我们探索世间万物，而科研就是探寻奥秘者手中的工具。既然如此，科研的最基本准则和底线无可争议，该是诚信。

科学研究，其目的无外乎满足人类的求知欲、推动人类社会向更好的方向发展以及医治疾病延长人的寿命。那么如果在科研中弄虚作假，或是“自愚自乐”毫无意义，或是浪费人力物力同时耗费着时间成本走一段弯路，更有甚者在生物学、医药学相关领域失去科研诚信，这无异于谋财害命。

科研工作者们日复一日的辛勤工作，或为求证真理、治病救人，或为追名逐利。前者自然不屑于弄虚作假，但后者也须知伪欺不可长。但还是每每有人为了各种目的铤而走险，捏造修改数据、抄袭甚至窃取他人劳动成果。原上海交大微电子学院院长陈某将从美国进口来的芯片加上了汉芯字样的标志并称作“汉芯一号”，骗取国家上亿元无偿拨款。被揭露后上海交通大学撤销陈某上海交大微电子学院院长职务和教授职务任职资格，并解除其教授聘用合同。通过这种造假的行为谋求的名利注定只能如昙花一现，而后接踵而来的便是谴责和唾骂，不仅一无所获还会失去自己原有的一切。

作为医药领域的科研工作者，我们的使命是治病救人，也正是因此这一领域更是容不得半点科研不端的行为。近日，美国的一名心脏病学家，前哈佛医学院教授、再生医学研究中心主任涉嫌伪造与篡改实验数据，累计 31 篇关于心脏干细胞的研究论文被哈佛大学要求撤稿。无独有偶，日本理化学研究所细胞再造实验室的研究团队负责人，有日本“学术女神”之称的某科学家发表在《Science》杂志上的两篇关于多能干细胞的论文也被指造假。为了发表文章而捏造或修改数据的这一类行为，其造成的负面影响除浪费公共财产、助长科研氛围中的浮躁之风外，更重要的是他们会误导一批年轻学者。科研是站在巨人肩上的工作，每个成果都将成为后来者的铺路石，而凭空杜撰或不符事实的这些“成果”无疑会成为其他科研工作者前进路上的一块错误的路标。总而言之，不曲道以媚时，不诡行以邀名；在任何领域，其中尤以医药领域为最，诚信是科研工作最基本的要求。

中华文明源远流长，其所谓五常即“仁、义、礼、智、信”，这是祖先留给我们的告诫，需时时自省自勉以正德行。山中人自正，路险心亦平，信则人格当立，诚则事业自成。

恪守道德规范，坚持追求真理

北京大学基础医学院药理学系　于周龙

每一项伟大的研究成果，重要的研究内容，都离不开研究者坚持不懈的追求真理，勇于探索的精神，大胆严谨的求证，但其中最主要也是最根本的就是坚持道德规范，恪守诚信原则。特别是医学研究，更能体现这方面的价值所在，医学是一个有温度的科学，因为它将来的应用对象将是直接体现在患者身上。因此作为一名医学研究生，更应该坚守科研的道德规范，时刻警醒着自己恪守诚信原则。从希波克拉底誓言到赫尔辛基宣言，从孙思邈的誓愿普救含灵之苦，到屠呦呦教授的青蒿素。他们的共同点就是在任何时候做医学相关工作，既要有人文关怀，又要有诚信道德的规范，然后再加以研究者的不懈努力，最终将得到有助于人类健康，推动健康卫生事业前进的成果。

作为一名医学生同时又是一名科研工作者，在平时的科研生活中，我们要努力向前辈看齐，向大师学习。很多研究成果都不是一蹴而就的，都是要经历过无数次的重复，大胆的设想，小心地求证。大到中国天眼对宇宙奥秘的探测，小到显微镜对每一个细胞的观察。每一次对前人研究结果的进一步完善，每一项颠覆认知的研究成果，比如 2017 年一项在小鼠的实验中发现，肺同样具有造血功能；比如以前不被重视的肠道微生物近几年成为研究的焦点，由于其与多种疾病的发生发展密切相关。像这样的例子还是很多，正是研究人员严谨的求证，才能做出这样具有突破性的研究成果，虽然有的研究成果仅是在动物实验中得到印证，而有的实验成果已经可以应用于临床直接使患者获益，我想这不仅仅是个人研究成果的展现，同时也是自己人生价值的体现，我们的研究成果必将有益于人类的健康，对国家和社会同样可以做出有价值的事情。

作为一名即将毕业的博士研究生，在每一次的科研工作中，要时刻提醒自己，恪守道德规范，坚持诚实守信，脚踏实地认认真真完成自己手中的科研工作，我们每一项的科研成果都是来之不易的，同样，我们在进行科学研究的同时也要珍惜诚信声誉。实验操作过程，严格遵照有关规定，无论我们面对的是人、实验动物还是细胞，每次实验都要认真对待，每项研究都要以德为帅，以对真理的追求为导向，才能在未来的工作岗位才上打好基础，在自己的研究领域有所贡献，只有这样，我们在实现自己人生目标和价值的道路才能走得更远。

科研诚信——清泉里的月辉

中国医学科学院药物研究所　于子茹

人生得也罢，失也罢，悲也罢，喜也罢，要紧的是心中的一泓清泉里不能没有月辉。

——贾平凹

朋友问我："你现在在做什么工作呢？"

我说，"我在研究抑郁症，我想从新机制、新靶点为日益增多的抑郁症患者增加一线希望，我希望他们能早日开心地笑起来。"

"那你现在是科学家了吧？"

"那还差得远，我现在顶多算是个科研人员。"

"不过我觉得你们现在做的都是很伟大的事情。"

……

小时候，当别人问我们长大了想做什么的时候，对一切职业的概念都模模糊糊的小孩子大多数都会回答我想要做科学家。毋庸置疑，科学家在每个人的心里都是一种庄严神圣而又令人神往的存在。不知不觉中，我竟然一步一步走向了小时候的梦想，这让人想起来就莫名地激动。人们对科学家寄予厚望，那么我们对得起这份信任与期望吗？

前不久上映的《我不是药神》引起了国民对于药物研发的热议，这部电影的主线就是围绕能救人性命的“神药”是进口药，然而我们国家没有自主产权，我们国民吃不起。于是社会发起了对科研人员的质问，为什么国家鼓励科研，却还要各种依靠进口药？这些问题压得我们科研人员喘不过气来。我们也扪心自问，目前我们科研人员也非常努力，月明星稀那是我们经常光顾的风景。为什么？其实答案不言而喻。我们需要时间。这不是在为我们目前的一些“做不到”找借口，而是万事不可能一蹴而就，尤其是对于科研，对于药物研发，更是容不得一丝马虎与一丝急功近利。科研，要耐得住寂寞，更要守得住真实。

我记得研究生面试的时候，老师们都会问到一个问题，你为什么要读研究生？科研，到底是为了什么？我们通常会说，因为我们喜欢，因为我们想靠自己的力量为这个国家、为人民做一些贡献！我相信我们的初心都是美好的，哪怕自己能做的很少，但无数个我们汇聚到一起，真理的面纱终将被我们揭开。但不可否认，日子久了，经历的实验失败次数多了，为了获奖，为了毕业，原本纯粹的治病救人变得不那么纯粹。

这份工作看起来很高端、很深奥，在大家的眼中，我们穿着最神圣的白大褂，用着最先进的仪器，践行着最前沿的科研路线。事实上，我们脑子里装着科研的万千思绪，手头上却只是处理着重复的枯燥的甚至是无果的小步骤。现实生活中，我们可能摸索一个新方法需要耗费几周甚至几个月的时间，等实验真正开展起来，技术稳定又需要一个过程，这些都不成问题了，实验结果却不一定能支撑得起你的假说。很多科研人员会面临欲哭无泪的现状。面对几个月的辛苦成果而又付水东流，你还能坚定你的内心，对你的实验数据负责吗？你还能让大家相信你吗？

我知道，你可能会抱怨为什么别人的课题能引起一大堆热议，你的课题却无人问津；你可能会抱怨为什么别人做实验轻轻松松就出来想要的结果，你的结果却南辕北辙；你可能还会抱怨为什么别人做的东西比你少，发的文章却比你多还比你好。这个世界本来就是不公平的，除了自己想办法改进思路、改善技术、调整心态外，别无他法。或者你还有别的捷径可以走，但是做事踏实一点，可能会吃点亏，但不会吃大亏。对于科研诚信这个词，我不知道造假具体包含什么，我只知道我要用我的数据说话，要用别人没做过的数据说话，要用我的真实数据说话。

科研这条路宽阔而深邃，然而我们每个人都只是这条路上的一个点，并且能做好这一个点，已经算是不虚此行，不枉此生。科研应该是我们科研人员心中的一泓清泉，它那么清澈，唱着歌向前缓慢地流淌。我希望我们都能守住心中这一泓清泉上的月辉，让它照亮着我们科研的每一日，更让它洒在我们人生的道路上，让我们成为一个纯粹而又有价值的人。

漫漫医学路，因科研相伴而相得益彰

上海市精神卫生中心　岳玲

从医已经十余年，一路走来越发感觉医学与科研是密不可分的。起初的我怀着济世救人的满腔热情投入到临床工作中，不久之后渐渐感觉生命的脆弱，以及对疾病的无力（我的研究方向是阿尔茨海默病，似乎更为无力！）。要做一个好医生，光有热情和现有的知识完全不足，需要不断“充电”，这样才有可能提高技能，帮助病人。因此，遵循着我的母校，上海第二医科大学的校训——“博及医源，精勤不倦”，本科毕业的我，继续捧起我的病理、生理、生化、内外妇儿课本，先后考上了上海交通大学医学院的硕士与博士研究生。这段历程非常辛苦，因为一方面我从未放下临床岗位，一方面还需要完成研究生必要的各项科研任务。临近毕业，回顾这几年，我想说所有的付出都是值得的。因为我收获的更多，通过这几年来的成长我深刻地明白——崇尚科学精神是每一个临床医生的必要条件。

首先，尊重事实是第一要义。在还没有读研期间，我曾简单地以为，发表 Paper 就是要找阳性结果，不然可能都会被拒。其实不然，真正的科学精神的前提就是将结果全面和真实地体现出来，顶级期刊的杂志会更关心你的结果是如何获得，从研究设计到实施的每一个步骤，是不是足够严谨才是关键，因此即使是阴性结果也是可以发表在很好的期刊上。而最要不得的就是为了一时的论文发表，而进行“学术造假”。近期闹得沸沸扬扬的哈佛大学著名学者在心脏干细胞上学术造假一事警醒我们，学术是一辈子的事情，不能做一点“亏心事”和有一丁点的“污点”，否则即使一时爬得高，也一定会跌得更惨。更何况，我们从事的是与人类健康密切相关的医学研究，造假对不起的不仅是病人，很有可能还包括我们的家人和自己，完全不值得！

其次，科研工作是一个细水长流又水到渠成的过程，可能很多时候是白费的，但是只要你坚持，再坚持，你一定是不断地接近真相。一项好的研究需要大量的前期准备工作，尤其需要花很多工夫学习文献，可以说这些功力非短时间就能完成。很感谢我的导师，还有出现在我周围的这些钻研科研的老师、同道、同事们，他们孜孜不倦、勤奋刻苦的钻研精神深深地感染了我。让我深刻体会了这句话的含义：不怕别人比你优秀，而怕比你优秀的人比你还要努力。如果再不努力，就真的一点点借口都没有了。

同时，科研工作让我获得了更为严谨和缜密的思路，更清晰和透彻地明白很多临床案例，尤其是那些少见病例和复杂病例。以前的我可能只会查阅教学书或相关专业书，要知道这些书本上的知识虽然很全面，但由于印刷排版等原因，其发表可能比目前国际最前沿的信息内容要落后数年。通过研究生的培养，我能熟练运用各种文献搜索工具，了解国际最新的研究结果和观点，不断更新相关疾病的最新知识。

最后，非常有幸的这两年我分别在英国伦敦大学学院和美国北卡罗来纳大学教堂山分校进行访学，所在的实验室都是与脑影像和人工智能研究相关。我感受到了科学知识的飞速发展，很多我们原本以为不可能解决的问题，已经能通过先进的机器学习的方法得以完善。正如一位科学家所言：科学不是战争而是合作，任何学科的发展从来都不是一条路走到黑，而是同行之间互相学习、互相借鉴、博采众长、相得益彰，站在巨人的肩膀上不断前行。学科交叉、开放包容才是正道。

沉浸于科研工作越久，我越感到自己的“无知”，知识的海洋如此广阔，未知的实在太多。虽然能力有限，但相比之前那个只知道书本和临床经验的我来说，已经获得更多能帮助病人的能力。同时，学到深处我的心态也愈发平和，我不会太担心自己的研究是否能做出特别夺人眼球的结果，只求能全面和真实地将结果呈现出来。感谢严谨的科研相伴，让我的从医之路走得更稳更远，尤其是成为更好的自己。

回归本心，诚信科研

中国医学科学院药物研究所　张宝月

季羡林先生曾经在《园花寂寞红》中描述过一个老邻居“总会看到这个个子不高的老人，蹲在门前临湖的小花园里，不是除草栽花，就是浇水施肥；再就是砍几竿门前屋后的竹子，扎成篱笆。嘴里叼着半只雪茄，笑眯眯的，忙忙碌碌，似乎乐在其中”。我们科研人员岂不像季羡林先生笔下这位老者一样，经营着自己的“实验小花园”，本可以与世无争，乐在其中，这也是我们的本心所在。

中国自古以来就是一个重诚重信的国家，如果我们每个人都认真继承了中华民族的传统美德，那么科研诚信的问题出现在哪里都不应该出现在中华民族的大地上。到底是什么让我们忽视了诚信的力量，看轻了道德的底线，一次又一次地受到各种科研失信行为的打击？我认为首先是教育问题。曾子的妻子为了安抚哭泣的孩子而许诺回来给孩子杀猪吃，回来后见曾子捉猪便杀忙上前阻止，曾子却说：“孩子不懂事，凡事由着父母。现你哄骗他，不是教他骗人吗？”于是就立即杀了猪。古人对小孩子教育的严厉程度远超过今人，对诚信问题的重视也令今人折服。我们本应从小开始接受诚信教育，学会脚踏实地做人做事，当我们踏入了科研相关的领域，就应该学会自我批评教育，学习诚信科研的必要性、重要性和紧迫性，并为此付诸实践。

目前整个社会的风气都过于浮躁，大家都为了追赶一时的利益而整日奔波，这种情况在科研界也不例外，发表文章，申请专利是主流，大家似乎都忘记了入学之时立下的铮铮誓言，忘记了踏入科学大门那一刻的初心。对于一个整天穿梭于实验室的各个房间，埋下头去便是一天的实验计划，抬起头来就是一整天实验数据的科研人员来说，最重要的无非就是实验记录。实验记录在我理解来是实验人员最原始、最忠于实验本身的详细记录，是其他人员用于重复相同实验的唯一依据。如果我们为了多发文章而造假实验记录，那整日的辛苦努力还有什么意义？作为新时代的知识青年，如果连我们都挑不起诚信的大梁，负不起国家给我们的信任，对不起百姓对我们的期望，中华民族科研强国的梦想何谈指日可待呢？

其实诚信并不难。我们只是还没有完全放下对名利的牵挂，全身心地投入科研当中。回归初心、坚守初心是实现科研诚信的唯一途径，只有如此，才能还原科学的本色，让科技创新开出真花、结出真果。就像季羡林老人描绘的那幅画面，当我们沉浸在科研的花园，一心只想着经营好这个花园，便会乐在其中，与谁人去争名夺利，抛信弃义呢？

科研诚信与自我约束

北京大学基础医学院药理学系　张力博

“苟日新，日日新，又日新”，随着祖国的飞速发展和日益强大，科技创新成了我们日常生活中离不开也绕不过的名词。一个国家的崛起需要科学技术的持续发展，一个民族的强大也绝离不开科学技术的不断创新。科技创新也因此受到了党和国家的高度重视，成了国家和人民迫切需要开展的一项事业。历史经验也已经告诉我们，只有勇于进行科技创新，才能在世界变革中抓住机遇，实现民族的崛起和腾飞，并最终使中华民族屹立于民族之林。

然而，科技创新不是请客吃饭，也不是绘画绣花，而是通过严谨的实验和推理，打破现有认知，从而得出新的理论或认识，是对全人类的知识体系进行拓展及重新梳理。因此，科技创新必然步履维艰。正是由于科技创新的重要性，科研诚信和学术规范也受到了全球科技界的高度重视，成了科技创新工作中的“压舱石”。科研工作者在进行科研工作时，理应做好自我约束，心中时刻装填几块“压舱石”，有了它，虽然可能会降低船速，却可使“科研之舟”安稳驶过暗礁密布、激流纵横的水域。对科研工作者而言，在发表自己的论著时，多想想自己肩头的责任以及可能造成的影响，对自己的观点处处谨慎，高度负责，方能“任凭风浪起，稳坐钓鱼台”。

言及此，不由想起前哈佛医学院教授、再生医学研究中心主任博士因涉嫌伪造和篡改实验数据被要求撤稿 31 篇的事件。该事件影响范围之大，影响之恶劣，堪称举世震惊，以至于对整个心肌细胞的研究领域产生了恶劣影响。这些带有欺诈性的论文，给全世界带来了难以估量的损失，无数的年轻科研工作者的时间和心血以及无数的科研经费被白白浪费，心血管疾病的治疗工作也因此走向了弯路。由此可见，开创性的工作如果没能坚守科研道德，没有坚守科研诚信的底线，将会对科学的创新带来难以衡量的破坏，甚至可能使该国的科研工作者因此而被质疑科研诚信问题，实在是损人而不利己，毒害不可谓不大，影响不可谓不深。

因此，身为一名从事科研工作的在读研究生，我在此也想呼吁大家，科研底线务必要死守，切莫因一时的实验失败而去行险造假，科研工作难免有失败，很多的科学发现也正是在第九十九次失败后，才赢来了第一百次的重大成功。因此，在遭遇失败的时候，多想一想失败的原因，仔细剖析实验的各个环节，成功也就随之孕育而生。切勿因一时冲动，留下终身的悔恨。科研工作犹如逆水行舟，科研诚信和自我约束就是小舟中的“压舱石”，切勿因贪图一时的速度抛弃它而翻船，须知“无欲速，无见小利。欲速则不达，见小利则大事不成”。

弘扬科学精神，恪守科研诚信

北京大学基础医学院药理学系　张顺

科研诚信和学术规范在我们的日常科研工作中是常会遇到的问题，而作为一名以科研为主的研究生，恪守科研诚信显得尤为重要。科研诚信是取得科研成绩的基石，只有保证科研诚信，才能保证我们获得的科研成果是真实有效的，可以造福于人类的，我国的科研诚信建设在近年取得了一定的成绩，然而整体上仍存在一些不足之处，我们经常能从新闻中发现一些违反科研诚信的案例，因此也需要进一步加强科研诚信的减少，而我们也需要加强科研诚信的意识，自觉遵守并且维护科研诚信，加强我们的科研诚信意识。

诚信是人类社会的基本道德准则，也是科研工作的基础。科研诚信是指科研工作者在科研活动中要实事求是，不弄虚作假，恪守科学价值准则、科学精神以及科学活动的行为规范。科学研究者在科研过程中为自己负责，同时应该为公众负责，能够获得同行的认可，确保实验结果的真实性和可重复性，确保实验方法的可靠性，只有这样，我们才能得到有效可靠的科研成果，从而也为下一步的研究奠定坚实的基础，同时我们只有在科学研究的过程中坚持实事求是、恪守科研诚信，才能为其科研道路提供保证。

我国一直高度重视科研诚信建设。为加强科研诚信的建设，科技部相继发布了《国家科技计划实施中科研不端行为处理办法（试行）》《关于加强我国科研诚信建设的意见》等，然而违背科研诚信的行为仍时有发生。在研究过程中作假，伪造数据结果，窃取他人成果等不端行为时有出现。前段时间，遭国际期刊大规模撤稿的事件以及韩某某事件是我国科研环境的重要事件，引起了全国科研工作者对科研诚信的思考。对大规模撤稿事件的处理，以及对韩某某事件的调查让人们看到了国家在加强科研诚信方面的决心，同时也给科研工作者们敲响了警钟。

而作为科研工作者，提高自身的素质和责任心无疑是最重要的内容，也是科研诚信建设中最重要的一环。我的导师也时常将科研诚信挂着嘴边，提醒我们注意科研诚信，实事求是。研究生在科研过程中也应自觉把科研诚信放在第一位，在敢于创新、勤奋工作的基础上，谨守科研诚信，热爱科研，唯有如此，才能获得更高的成就，增加社会对科研工作者的尊重，对祖国科研产生更大的贡献。作为一个追梦人，做科研，我们必须脚踏实地，一步一个台阶，在这个过程中，可能有无数的阻碍，只有我们秉持着真实诚信的原则，踏踏实实走好科研道路每一步，我们才能实现自己的梦想。

坚守科研诚信与道德学术规范——切莫让自己偏离科技进步的道路

北京大学基础医学院药理学系　赵惠聆

科研是一项崇高的工作，我们以推动人类认知和技术进步的极限为己任，实现着自己儿时成为科学家的梦想，践行着自己为社会做贡献的理想，似乎我们的工作都带着伟大的光环。但在研究生的数年生活中，伴随着我们这些科研新手的是一次次不知所措的失败，是枯燥重复的实验，每一次最不起眼的小细节都有可能导致整个实验的付诸东流。在不断提高的毕业要求和晋升指标面前，科研不再是创造性的工作，而是变成流水线上的产品，造假、编纂应运而生。无论是明目张胆的买论文、买学历，还是篡改数据甚至数据造假，都成了科研工作者中尽人皆知的不能说的秘密。这不仅是对其他全心科研工作者的不公，更是为科技进步创造了更多的阻碍。任何一篇发表的论文或一个公开的实验结果，都是其他科研人员的参考，任何一个非客观的数据都有可能造成后续实验者设计实验的失败，不仅浪费了人力、浪费大量资源，更有可能给新的实验者带来很大的困扰。

目前，很多研究生毕业之后并不会继续从事科学研究，也有许多科研工作者会转行从事其他方面的工作，但在我们进行科研的时间里，我们就有义务、有责任遵从科技发展的道路，无论我们是否有能力推动科技的进步，我们都不应该成为人类发展道路上的破坏者。科研诚信，是从事科研工作的行为底线，对科研工作者而言，诚信尤为重要。对于科学研究，我们是在用自己的主观认知去描述事实，这本就是一件艰难的任务，作为真理的探索者和传播者，我们需要用数据和文章与前人对话、与同仁交流并向后辈传递，任何理由都不足以让我们突破科研诚信的底线。

人类的未知领域有太多，只有认真研究已有的研究资料，总会找到有价值的科学问题；有价值的探索固然难得，失败也是科研工作中的常态，但这不是我们不为之努力奋斗的理由。只要踏踏实实的实验，我们总能得到有价值的结果，无论这个结果是大是小，也无论我们得到的结果是否符合预期，当我们把自己的结果向世人展示的时候，至少我们有着“真实”的底气，这一点是无法撼动的。只要我们的结果是真实可靠的，我们的文章是坚实可信的，这些科研成果就经得起推敲，何惧所谓要求的条条框框呢？反而是那些违反科研诚信与道德学术规范的产物，才会惧怕质疑。

当我们的实验陷入瓶颈时，当我们对自己的工作产生怀疑时，当我们遇到学术不端的行为时，我们要牢记自己从事科研的初心，我们希望讲述的是事实，我们希望推动科技的进步，我们希望为世界作自己的贡献。坚守科研诚信与道德学术规范是我们无畏前行的基石，只有这样我们才能不忘初心，砥砺前行！

科研诚信：行之以诚，相靡以信

中国医学科学院药物研究所　赵晓悦

《庄子·人间世》有云：“凡交，近则必相靡以信，远则必忠之以言。”对个人来说，诚信是一种品格，是安身立命之本。对社会来说，诚信是一种责任，是良性秩序、循序渐进的前提。人无信不可、民无信不立、国无信不威。国家与国家之间的交往需要诚信，而学术领域的踔厉奋发和薪火相传，同样也需要以诚信的品格去探索和践行。

在改革开放40周年之际，中国科研人员更应该认真思索科学研究的未来发展之道。习近平总书记曾说：“中国人民凭着一股逢山开路、遇水架桥的闯劲，凭着一股滴水穿石的韧劲，成功走出一条中国特色社会主义道路”。在中国的科技史中，中国科研人员在很多学术领域，即使面对着起步晚、基础差、条件艰苦等种种困境，都依然凭借着坚忍不拔的毅力和攻坚克难的决心，在国防、航天、通讯以及生物医学等领域开创出民族的辉煌。而诚实守信，这个科研一线工作人员在科学研究中的“生命线”，也正是我们民族持续实现科技创新的基石。在当下的中国，为了科学研究领域更加长远而健康的发展，科研管理体制改革的深化，科研考核评价体系的完善，科研诚信道德教育的加强，以及对学术不端行为的严厉惩处都是必不可少的。而每一个科研人员自身也应该对诚信有深刻的认识和领悟：诚实守信是做人的底线而并非上线，是内心的品质而非卓绝的坚守。激浊扬清，惩前毖后是我们每一个人的责任。

纵观历史的长河，因为没能坚守诚信底线而最终潦倒收场的先例比比皆是。先有韩国的“克隆之父”黄某某，在造假行为败露之后被首尔大学开除，甚至被司法机关判刑，人生跌入谷底；后有日本的“学术女神”的“STAP细胞”神话破灭，荣誉尽失，甚至其导师为之内疚自杀。而不久前哈佛医学院教授关于心肌干细胞研究的学术造假事件在持续发酵之后，更是引得全球学术界的巨大震动。这些科学家，这些本应为将带领人类揭开更多生物学奥秘的科学家，最终只是将他们自己埋进了更黑暗的深渊。同样，国内频频发生的撤稿事件，严重打击了学术界内部的自信心和对外的公信力。对于造假者来说，这是一个风雨欲来、大厦将倾的时代，而对于整个学术界来说，洗礼之后将会迎来焕然一新的局面。

科学研究无疑是漫长而曲折的征途，唯有依靠一代又一代科研人员的薪火相传、踏实行动，人类才能有机会真正揭开自然界的奥秘。前途虽远，然而志之所趋，无远弗届。弄虚作假不可能是万里长征的捷径，只会成为埋葬低劣的坟墓。对于科研，我们每一个人都必须行之以诚，相靡以信。

立足诚信，纯粹科研

中国医学科学院药物研究所　郑湘锦

诚信，一直是我们中华民族的传统美德，社会的发展、人类的进步都是建立在诚信的基础上。自古以来，唯有诚信，方能立足于社会，不守诚信的人便得不到他人的信任，得不到信任便不能被委以重任。诚实做人、诚信处事是我们每个人应遵守的法则。

科研一直是人们心中的神圣领域，埋藏着数不尽的宝藏，在普通人看来这里遥远而不可企及，而在科学家们看来，这里有太多的事物值得去发现。从科研领域中迸发出的奇思妙想不断刷新人们对世界的认识，每一个新的发现都牵动着人们的心。在我们刚刚踏入科研大门的时候，每个人的心中都充满着希望发现新的事物，为人类做贡献的初衷而努力的信念，但是研究的道路并不是一帆风顺的，在前进道路上遇到的重重困难逐渐消磨了人们的锐气，为了能够成功有些人开始另辟蹊径，伪造数据、发表文章，希望能够出人头地。而有些人即便已经功名显赫，在学术界有一定的地位，但因贪婪和虚荣依然违背了自身的道德而在相反的道路上越走越远，当他们醒悟的时候已位于悬崖边上，想要回头已经来不及了。

日本干细胞研究员发表文章称发现了简单培养多能干细胞的方法（STAP），一时引起了巨大的轰动，结果在验证实验中无法得到证实，最终她的导师不堪重负选择自杀，而她的发现也被认为是学术造假。最近，前哈佛医学院教授、心肌再生领域专家的 31 篇论文被撤回，他曾经发现 c-kit 细胞可以再生心肌并用于治疗心脏病，然而这一结果在其他的实验室并没有被重复出来，此外，一些文章确实也存在数据造假的现象。而继前哈佛教授撤稿后，清华大学 11 篇文章因图片篡改、内容重复、虚假署名等行为被撤稿。一石激起千层浪，当人们开始真正着手处理这些学术造假行为的时候，才发现此类事件比比皆是。我们开始反思，为什么会出现这些所谓的学术造假现象？是因为没有抵挡住金钱和荣誉的诱惑。为什么此类现象被揭露后仍有新的造假现象出现？如果仅仅是因为惩罚力度不够的话，那科研的初衷就整个变了味。

因此我们应时刻警醒自己，发现不端的行为就要及时改正，荣誉固然重要，但是为了荣誉而丢弃诚信的话，那就违背了本心。每个人肯定不是生来就想欺骗的，一定是有利益的驱动，才会使心中的那杆秤发生了偏移。做研究就要一心一意，静下心来思考问题，低头抬头间一天过去了，穿梭于实验室之间，心无旁骛，勇往直前，不为追求荣誉和金钱，以一颗纯粹的心去探索未知的领域。

勿忘初心，诚信科研

中国医学科学院药物研究所　何萍

近日，一则哈佛大学布莱根妇女医院知名学者 Anversa 科研造假的消息震动了整个科研界。一石激起千层浪，拔出萝卜带出泥，由于这位“心脏大牛”的追随者甚众，一时之间众多“心脏干细胞”相关研究文章纷纷遭到撤稿。谣言、恐慌、嘲讽、官司，本该庄严神圣的科研界因此一事变得混沌不堪，形象大跌，失信于公众。

作为一名科研工作者，虽然痛心疾首，但不得不说科研造假一事在科研界也并不算什么新鲜事了，韩某某、李某某等一个个活生生的例子无不提醒着我们科研界存在着不容忽视的问题，长此以往，若不严加治理，终将惹出更大的祸端。在一个又一个名字前赴后继地被钉在耻辱柱上的时候，我们更应该反思到底是哪里出现了纰漏，应该如何拔除业界毒瘤，还科研界一片清和天地。

分析 Anversa 的事件不难发现，目前科研界存在的一大问题就是过分迷信权威、盲目跟风，缺乏批判与思辨精神，缺乏科研自信。心脏中根本就没有干细胞存在，既然如此，除了故意造假的 Anversa 外，其他进行此类研究的人难道就没有发现心脏干细胞根本就是子虚乌有的吗？我想他们肯定是产生过怀疑的，但是鉴于 Anversa 处于心脏研究领域中的翘楚地位，所以大多数人宁可怀疑自己真实得到的实验结果，也不敢对“心脏干细胞”提出质疑，宁可制造虚假的数据，也不敢戳穿这一弥天大谎。这是一件多么可悲可叹、可耻可笑又可怜的闹剧！多少科研人员曾口口声声说着造福人类的豪言壮语，但最终迷失在谎言的泡沫中，可泡沫毕竟只是泡沫，纵然色彩斑斓，终究是一戳即破。

对于科研工作者而言，当下的中国，正是我们施展抱负、大展拳脚的绝佳时刻。国家的大力支持，优越的实验条件，畅通的全球交流，充分的知识积淀，这一桩桩一件件无不是老一辈科研工作者梦寐以求的，但对于我们而言这一切又都是这样的唾手可得。因此，我们更不应该辜负祖国的付出，人民的期待，更应该踏踏实实，一步一个脚印地往前走。

那么，就我们个人而言，如何做到科研诚信呢？首先，我们应该有敏锐的科研嗅觉，发现问题、提出问题、解决问题，决不能盲目跟风、人云亦云。接下来，进行合理的实验设计，保证实验的顺利进行。在实验过程中认认真真做好每一项实验记录，不放过任何一个细节，并且要勤于思考，得到与他人结果相悖的结果时也不要过分惊慌，认真分析、自信应对、实事求是，慎重得出结论。

科研一事，并不是一言堂，每个踏踏实实做研究的人都有话语权，用结果说话，用数据证明，既要脚踏实地、勤勤恳恳，又要在关键时刻拿出虽千万人吾往矣的气魄来。无愧于天，无愧于地，无愧于祖国，无愧于人民，无愧于当初毅然决然投身科研事业的自己！勿忘初心，诚信科研！

科研诚信，基石底线

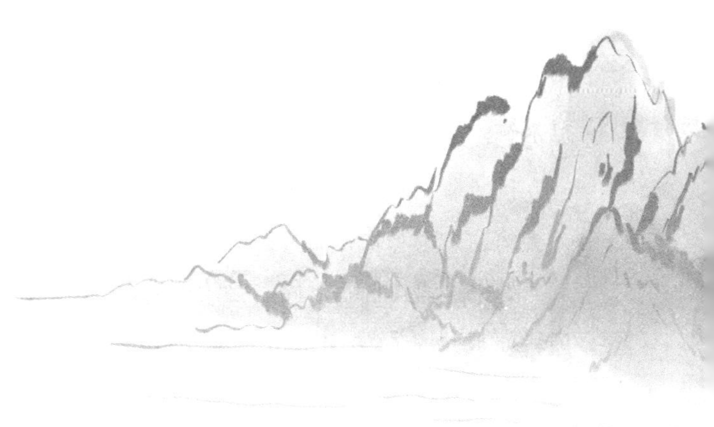

诚信——科研的指路明灯

北京大学基础医学院药理学系　付杨雪

众所周知，科研诚信对于科研工作者而言，其重要性不言而喻。而当前，我国还存在比较严重的违背科研诚信的现象，如 2017 年知名学术出版商施普林格自然出版集团（Spinger Nature）一次性撤销了涉嫌造假的 107 篇文章，论文作者均为中国学者，其中涉及的单位以高校附属医院为主。此次撤稿事件在学术界引发了轩然大波，引起了我们的震惊、关注与反思。其实，不仅仅在中国存在科研造假，世界上其他国家也深受科研造假之苦，2016 年东京大学收到匿名举报材料，举报该校 6 个实验室的 22 篇论文存在人为造假情况，其中经过调查后证实著名的细胞生物学家渡边嘉典存在学术不端行为，其中 5 篇论文存在图表伪造等问题。学术造假行为在世界各国屡见不鲜，已经成为学术科研道路上的顽疾。

科研造假的危害太大，它不仅仅是个人品质问题，更关乎人类前途！宏观地来看，科研就像人类文明前进道路上的照明灯，如果这盏灯照错了路，会让人类走入歧途。具体来说，一项科研成果是很多团队花费很多精力、时间和金钱而做出来的。如果人为造假，不仅仅浪费掉国家的钱财，很多科研人员几年，甚至几十年的工作会付之东流。此外，科研工作的公信力也会因为频发的学术造假而大大降低，这将引起不可估量的后果。

所以，我们必须严厉打击、防止科研造假，营造出一个诚信的科研氛围。而目前国家已经着手此事，2018 年 5 月 30 日中共中央办公厅、国务院办公厅印发了《关于进一步加强科研诚信建设的若干意见》，对进一步推进科研诚信制度化建设等方面做出部署。但是，营造诚信科研氛围，必须使我们每个科研工作者参与，不能仅仅靠国家、靠政府监督。作为一个基层科研工作者，我将从自身角度提出几条建议。

1. 在今后的科研文章中，对于原始数据一定要更加重视。数据是我们科研的基础，而原始数据则是重中之重。

2. 加强对科研论文的审核，我们看到，很多科研论文造假，就是审核人员没有尽到相应的责任。

3. 在研究生课程中，应该加入关于科研诚信的课程，加大对科研诚信的教育。诚信是一个长期养成的习惯，我们必须有耐心、有毅力，不可揠苗助长。罗马不是一天建成的，诚信需要我们长期的灌输。

4. 对于科研造假问题，我们应该加大惩罚力度，同时国家也应该适当修改法律法规，让科研造假人员不仅仅受到高校的惩罚，同样应该受到国家的惩罚。当前，高校对于一些科研造假人员仅仅是撤销其在学校的教职等，相比于科研造假成功的结果，科研造假人员面临的风险很小，这也是当今科研造假频频出现的原因。

科研诚信是科技创新的基石。作为一名科研工作者应该秉承着诚实、科学、创新的精神，对自己的研究成果负责、对学校名誉负责、对国家培养负责。唯有如此，我们才可以不断减少科研造假行为，不断撰写我国科研新篇章！

浅谈科研诚信

军事科学院军事医学研究院毒物药物研究所　郭良坤

“诚信”作为一个公民的基本道德规范，也是评判一个人品德的基本标准。“诚信”涉及我们工作和生活中的方方面面，古人曾有云“伪欺不可长，空虚不可久，朽木不可雕，情亡不可久”，对于“诚信”二字的看重，从古到今都流淌在中华民族儿女们的血液中。

科学研究，是为了认识客观事物的内在本质和运动规律而进行一项活动，其基本任务是探索未知、认识未知。作为科研工作者，我们负担着寻找真理和答案，批判传统和谬误的职责，“诚信”二字对我们而言显得尤为重要。科研诚信，要求我们实事求是、不欺骗、不弄虚作假，恪守科学价值准则、科学精神以及科学活动的行为规范。近些年，对科研诚信问题的关注已不仅仅局限于学术界，已经渐渐成为社会之中的一个焦点，究其原因，则是部分科研人员急功近利，忘记了守护“科研诚信”的初心。可以说，“诚信”是科学研究的基石，倘若将“诚信”置若惘然，学术造假这类学术不端行为便会大行其道。近些年来，关于学术造假的报道屡见不鲜，这些人或急功近利，或贪恋一时名利，这些行为严重了污染了学术的环境，影响了学术的声誉，阻碍了学术的进步，进而导致整个学术群体的创新与发展都受制于此。

科研诚信与学术规范，是每一个科研人员都应该恪守的准则。我国老一辈科学家大都秉持着谦卑的态度，为人处事诚信为先的作风，耐得住寂寞，坐得住冷板凳，沉下心来做学问，在科研道路上勤勤恳恳、脚踏实地，正因如此，才诞生了竺可桢、秦伯益等大师，取得了杰出的成就。这些老一辈的科学家是我们学习的榜样，在科研工作中勤勤恳恳，不怕辛苦不怕麻烦，以诚信为第一准则，只有这样才能保证知识的可靠性和研究成果的真实性，才能引领未来、支撑科学发展。我们也应当在科研工作的全过程中坚持诚信的原则，在任何环节上都坚持客观真实，尊重他人的优先权和知识产权，通过引证尊重和承认他人的成就，胸怀宽广尊重他人对自己研究成果的批评与质疑。

科学研究是光荣伟大的事业，也是艰苦的事业，“在科学上没有平坦的大道可走，只有不畏劳苦沿着陡峭山路攀登的人，才有可能到达光辉的顶点”，只有秉持着“诚信”与科学精神相依相辅，才能拥有长久的学术生命力；只有保持诚信、恪守严谨缜密的科学方法和科学传统，才能有所创新、有所突破。

科研工作者的基本素养

北京大学基础医学院药理学系　贺巾钊

科研工作者，是科技发展的基石，是联系人民生活和物质需求的纽带，是创新的核心动力。科研工作者从事科研，要本着实事求是的基本原则，依着社会道德和法律伦理的轨道，展开科学的创新实验活动。只有基于诚信、道德和伦理的科研，才是真正符合人民利益的科学进步。科技是否发展，与科研人员密切相关。科研人员所做研究对社会的贡献，根本取决于科研活动的价值。因此，随着我国对科研的不断重视，科研人员的数目也与日俱增，科研成果也越来越显著。在进行科学研究的同时，也暴露了许多问题。

科研诚信一直以来是科研工作中最重要和核心的部分，美国麦克里那编写了《科研诚信：负责任的科研行为教程与案例》，书中清楚详细的描述了科研诚信的价值和意义，阐明在科研活动中科研诚信是尤为重要的。近些年来，国内对科研诚信的重视程度越来越高，任何弄虚作假都不被允许玷污科研学术这片神圣的殿堂。关于科研诚信的案例，著名的有 2016 年的“韩某某事件”。韩某某因基因编辑技术在国际顶尖杂志《Nature》上发表，一时间轰动国内外学术界，迎来了无数追捧和基金支持。国外实验室率先开始重复韩某某论文实验结果，发现其结果无法重现，同时越来越多的实验室声明无法重复韩某某的论文实验，国内外同行开始质疑其研究成果，最终启动学术调查。虽然结果不尽如人意，但却反映了国内外学术不容作假，科研必须诚信的态度。2018 年，中共中央办公厅、国务院办公厅印发了《关于进一步加强科研诚信建设的若干意见》，对科研诚信问题进一步重申，明确科研诚信是一切科研活动的基石，但由于我国科研的飞速发展，树立科研诚信有些滞后，所以我国科研诚信建设仍有很长的路要走。

科研伦理是指科研人员与合作者、受试者和生态环境之间的伦理规范和行为准则。科研人员也会成为道德主体，科研研究对象很多都是以人为研究对象，因此科研活动必须遵从道德和伦理的约束。最近广为人知的贺某某事件就是一个典型违背伦理道德的案例。贺某某及其团队因发布基因编辑婴儿的诞生，一跃登上各大媒体头版头条。一方面，媒体的追捧充分反映了广大非科研工作者对科研伦理及道德缺乏认识，知识薄弱。另一方面，根据最新调查结果贺某某及其团队私自组织，蓄意逃避监管，招募艾滋病患者，并使用安全性、有效性不确切的技术，实施国家明令禁止的以生殖为目的的人类胚胎基因编辑活动。同时，其还伪造伦理审查书，充分说明其对科研伦理和道德的蔑视，为了自身利益，不顾伦理道德约束，甚至违反国家法律法规。我国政府及有关部门迅速采取措施进行处理，充分表明了国家对科研伦理和道德的重视，及不容姑息的态度。科研伦理和道德是一切科研活动的前提，我们在从事科研活动过程中，要遵从科研伦理道德的约束，否则一切都是枉然。

作为一名科研工作者，我们要时刻保持清醒头脑，坚守科研诚信的准则，遵守科研伦理和道德的规制，合理的展开和呈现我们的科研活动及成果。

为学惟诚，为国为民

中国医学科学院药物研究所　贾皓

“言不信者，行不果”，自古以来，文人大家无不以诚信立命。无信用的人做事也无果，做学问更应讲究“诚”。“进学不诚则学杂”，于科研工作者而言，以诚为本是学术水准提升的基石，是科研成果精进的根基。现代国家发展战略号召“科教兴国”，只有科学水平在国际上具有竞争实力，国家才是真正兴旺，人民才能更加幸福。

我国教育部规定：“科学研究是指为了增进知识包括关于人类文化和社会的知识以及利用这些知识去发明新的技术而进行的系统的创造性工作”。因此，科研的本质任务是探索客观事物的内在本质和运动规律，创造发明出新产品和新技术。追求客观真理的过程本就呈螺旋上升趋势，科研工作漫长而曲折，需要“十年磨一剑”的耐力，需要对科学的尊重和敬畏，需要为国家和人民奉献终身的决心。

做科研应该“坐得住冷板凳”，切忌急功近利、弄虚造假。否则不仅误导他人，耗费大量资金，劳民伤财，而且真相一经曝光，造假者的前途从此将遭受毁灭性影响。无论是从名不见经传、靠着“小米加步枪”走上科研巅峰，名誉加身，最后彻底跌入深渊的韩某某；还是本就功成名就，被韩国人视为明星科学家、民族英雄，最终被拉下神坛从此成为韩国科学界耻辱的黄某某，他们无不是因为学术造假才有了这样天差地别的命运。最近曝光的 Anversa 欺诈事件，更是以其提出的心肌干细胞根本不存在的事实，彻底从源头上否定了人们为之奋斗 17 年的“权威”理论依据。无论如何严词厉色地谴责这位为了骗取经费而造假的无良学者，都无法弥补科研界在时间和金钱上的惨重损失。

学术不端行为既阻碍国家自主创新的战略实施，也危害了科学界的公信力。若是一个国家的公民都对该国的创新能力失去信任与信心，那么又何以鼓励纳税人甘心情愿上缴国家税款？若是被人尊崇的学者都失掉了诚信，又何以树立国家在民众心中权威？端正态度，戒浮戒躁，诚信科研不只是学术大家应该具有的基本品质，更是我们这些普通学生最该培养的“基本素质”。

作为一名研究生，应从我做起，按照学校和导师的要求，认真制定研究计划，系统开展研究工作，如实记录实验过程、实验现象和实验结果，深刻探讨并发现其中的规律，为后续研究奠定实验基础，提供理论依据。在从事科学研究的过程中，培养自我诚实守信基本素质的同时，不断提高科研创新能力、分析问题和解决问题能力，以及独立完成科研工作的能力，努力使自己成为利国利民的有用人才。

为学惟诚本质上是社会主义精神文明建设的重要组成部

分，是提高科研水平、提升创新能力的必然要求，是引领未来支持发展的前提。为学惟诚，诚实守信，能够保障科技创新，维护科学社会的声誉，促进科学事业发展，为国家输送创新型高质量人才。为学惟诚，是实现个人发展的重要保障，是团结科研人员、营造诚信学风、塑造良好科研环境的重要依据，是建设高水平科技强国的重要指南。梁启超有言："少年强则国强"，作为社会主义新青年，我们应了解历史，加强传统文化熏陶，立强国之志，以"诚实守信"为准则，培养对科研的敬畏心，为学惟诚，为国为民。

科研诚信——科技创新的基石

中国医学科学院药物研究所　贾伟华

诚信是一个人为人处世的基本，有句古语称：人不信，则不立。对于科学研究，科研诚信对于科研工作者、学术研究及社会发展均具有至关重要的意义。科研诚信是科研中行为主体信守诺言、言行一致、诚实不欺，恪守准则、科学精神及行为规范。诚信包含了真诚、老实、讲信誉等道德要求，拒斥讲大话、弄虚作假，不老实等有违道德规范的行为。科研诚信如今成为全球科学界普遍关注的话题。

近年来，科学界出现了一些违背科学道德与学风的不端行为。论文的抄袭、杜撰或剽窃腐蚀着科研人员的道德良心；部分医学期刊追求经济利益，淡化了学术价值；项目申请、经费使用、成果鉴定、评奖等环节学术腐败；生物样本数据采集、分享中的不端行为；国际医学合作与交流中的学术不端；企业或公司资助医学科研中问题突出等。医学科研不端行为的主要表现有：数据造假、篡改（约 70.4%），申请、评审、评奖中谋私利（占 43.7%），虚报、冒领和挪用科研经费（占 36.3%），项目申请资料不真（占 31.8%），论文发表违反出版规范（占 9.4%）。不诚信表现，如 Gelsinger 死亡事件中，Welson 没有告知实验中猕猴的死亡；药厂资助三甲医院人体试验，不发表阴性结果；贺某某把博士导师、博士后导师（院士）的名字放到论文作者中等。

科研诚信问题的解决，亟需科技体制、法律法规、制度措施等的监管。2014 年国家卫生计生委、国家中医药管理局出台《医学科研诚信和相关行为规范》（以下简称《规范》），指导原则是结合医学科研的特点、借鉴中外科研诚信和不端行为文件精神，确立诚信规范，突出正面引导。《规范》涵盖科研申请、数据采集及处理、论文发表、经费使用等科研活动全过程。行为主体包含科研人员、机构、监管部门。《规范》分为总则；指导思想、对行为主体的要求；医学科研人员诚信行为规范；医学科研机构诚信规范；实施与监督；附则几部分。针对科研人员，对立项申请、研究、论文发表、奖励申报等主要环节进行规范；遵守科研伦理原则，保护受试者，尊重实验动物福利要求、公共卫生；强调样本采集、过程记录、不良事件处理等方面的诚信行为规范。

2018 年 5 月，中共中央办公厅、国务院办公厅印发《关于进一步加强科研诚信建设的若干意见》。提出完善科研诚信管理工作机制和责任体系，加强科研活动全流程诚信管理，进一步推进科研诚信制度化建设，切实加强科研诚信的教育和宣传，严肃查处严重违背科研诚信要求的行为，加快推进科研诚信信息化建设及保障措施等指导意见。

科研诚信不仅要求研究者履行负责任的研究行为、秉持诚实的学术态度；还要求组织机构致力于营造诚信的研究氛围，进行科研道德建设。作为一名普通的研究生，我们在注重论文数量的同时，会更加注重论文质量的提升，做一个讲诚信、遵守规范的优秀科研工作者。

我眼中的科研诚信

北京大学基础医学院药理学系　李月

犹记开学伊始，学校组织的新生入学教育活动，会上老师都有提到作为一名研究生，科研诚信是最基本的道德准则。正所谓“人无信而不立”，人没有诚信尚且不能在社会立足，作为一名研究生，学习任务是围绕科研而展开，科研诚信也理应成为研究生学习生活的重要准则。

2018 年 10 月 15 日，我有幸参加了在北京人民大会堂举办的“2018 年全国科学道德和学风建设宣讲教育报告会”，会上施一公院士的报告让我印象深刻，他结合自己的求学经历给我们研究生提了很多忠告，也让我对“研究生”有了很多新的认识。在这个阶段，注定是辛苦的，更会是痛苦的。实验不可能一直一帆风顺，如何面对它？首先要有兴趣，热爱自己的专业，投入到自己的研究方向之中，更要扎实掌握实验技术，多想多做，做一个诚信、专业、有理想、有热情的研究生。

本科期间进入实验室，跟着师兄师姐学习一些基础的实验方法，但凡遇到任何问题或者需要做出决断时都可以找指导老师解决，不必承担任何的风险，也不会有任何的顾虑。而进入研究生阶段，真正的做些科学研究，发现从本科生到研究生阶段的过渡真的很难。无论是心态上还是生活方式上都发生了天翻地覆的变化，科研成为学习重心，你需要学习任何东西，包括实验操作技术、实验思路、文献阅读等。也会慢慢地开始关注本领域的科学研究动态，学习别人的先进之处。也曾从新闻上看到很多学术造假的报道，会思考总结规避这些错误。例如一图多用、篡改数据这种明显的学术造假问题完全是科学道德沦丧，对功名的恶性追取，定要持有零容忍的态度对待。在平时的实验过程中，虽不会发生这么严重的大型错误，也要注意很多细节。在我看来，实验操作的准确性和一致性很重要，及时记录实验操作的详细步骤与实验材料，如脑立体定位目的脑区坐标，病毒名称及厂家，动物行为训练的时间，操作者是否为同一人，饲养环境等，如实记录实验数据与实验过程中的现象，可以及时找到问题的根源，避免相同的错误再发生；实验过程中不因省时省事而跳过一些无关紧要的步骤；不猜想也不想当然，虽这些都是些小事，但很可能影响实验结果甚至最终导致不可逆转的错误。作为一名科研工作者，更应谨小慎微，细化到科研学习的方方面面，科研诚信更是体现在这些细节上。

作为一名研究生，我们要踏踏实实做科研，认认真真学本领。不怀投机取巧之心，正确对待得失。科研路上，总会遇到很多的不如意，会遭受很多压力，如学业的压力，导师的压力，同窗的压力，甚至来自自身的压力，无论有多难，请你不愧于心地坚持下去！

科学研究的底线——诚信

中国医学科学院药物研究所　刘漫

美国著名生命科学网站 Retraction Watch 近日发布一篇题为"Harvard and the Brigham recommend 31 retractions for cardiac stem cell work"的报道震惊了学术圈。哈佛医学院及其附属布莱根妇女医院建议，从多个医学期刊上撤回来自前哈佛医学院教授的包括多篇发表在 CNS 上的 31 篇论文，理由是这些论文均涉嫌伪造和篡改实验数据。学术造假是科学研究中的严重不道德行为。

从呱呱坠地到牙牙学语，在我们漫长的成长过程中，总少不了老师、家长在诚信方面的教导，他们教育我们说到做到、实事求是，要做一个诚实守信的人等。诚信是人类社会千百年流传下来的道德传统，也是中华民族的传统美德。党的十八大提出富强、民主、文明、和谐，自由、平等、公正、法治，爱国、敬业、诚信、友善的24字社会主义核心价值观。其中“诚信”二字不容忽视，它与爱国、敬业、友善都是我们在个人发展过程中应该始终不懈追求的良好道德品质。

在日常生活中，我们要做到恪守诚信，在科学研究工作中，科研诚信更是一条警示线，时刻提醒着我们科学研究的底线在哪里。科学研究中，新发现的诞生往往困难重重，其中不乏抱有投机取巧想法的人通过不道德的手段，将实验结果变成自己预想的、与实验预期相符的结果。这种通过“技巧”得到的结果发表后，可能看起来天衣无缝，实则不堪一击，经不起时间的检验，最后终将败露，那时不仅仅会面临舆论的谴责，甚至会受到法律的制裁，无异于是害人害己。如同前文提到的事例，Anversa最早于2001年在Nature发表了论文称其“发现”了心脏干细胞（c-kit），可使心肌再生从而用于心脏病治疗，被认为是心脏干细胞疗法的开端，并在科学界掀起了心脏干细胞疗法的热潮。在Anversa错误的“带领下”许多科学家走上了弯路，许多科研经费应用于没有价值的科学研究当中，而占用了真正需要投入的科学研究所需的资源。

完全的诚信是科学研究所必需的态度，是科学研究人员应该恪守的底线。正如克拉默所说：“从长远来看，一个诚实的科学家是不吃亏的，他不仅没有谎报成果，而且充分报道了不符合自己观点的事实。道德上的疏忽在科学领域里受到的惩罚要比在商业界严厉得多。”正如研究生伊始，负责新生教育的老师教导所讲，所有的结果、所有的文章最终都会以白纸黑字在档案文件中永久保存，而学术造假等科研不道德行为就会像污点一样，一旦印上就会伴随终生。

研究者的底线——科研诚信

北京大学基础医学院药理学系　刘玉彤

2018年是科技进步的一年，也是众多学术不端被揭露的一年。作为一个科研工作者，取得科研上的重大进展固然重要，但是这些伟大的进展必须建立在诚信真实的基础上。真实有效的数据和结论才能真正促进科学技术的发展，而在学术不端下带来的进步只能引起科学的退步。

2018年，中共中央办公厅、国务院办公厅印发了《关于进一步加强科研诚信建设的若干意见》，此次发布的意见，以优化科技创新环境为目标，以推进科研诚信建设制度化为重点，以健全完善科研诚信工作机制为保障，坚持预防与惩治并举，坚持自律与监督并重，坚持无禁区、全覆盖、零容忍，严肃查处违背科研诚信的行为。

2018年有关学术不端的报道尤其多，随着信息公开化的进一步深化，越来越多的人了解到学术文章和学术问题，各种论文的对比，才让我们发现了原来没有发现的论文之间的问题。最让人触目惊心的还是南京大学的梁某事件。与其他的论文造假比起来，这个性质更为恶劣，其明明知道是重复投稿利用，怕被人发现，陆陆续续的通过各种关系删除中文论著，只留下英文著作。不光在科研论文上存在着学术不端，还在教学态度上同样不认真、不负责。经常让研究生同学代为上课，迟到早退，在课上吃零食。这些行为不光不是一个为人师表的人该有的作风，也严重影响了学生的发展和在科研启蒙阶段对科研的热情和尊重。

从各个高校对出现学术不端的老师的处理上也体现出零容忍的态度。从南京大学对梁某的处理来看，取消一切称号，撤离教师队伍，取消教师资格等。

纵观学术不端行为，主要原因有以下几条，评职称、评称号、申请资金。而举报的途径以网络举报居多，占 46%。直接向用人单位举报，可能被用人单位包庇袒护，而网络的传播速度快，社会关注度高、成本低、效率高。不过网络不是法外之地，不能恶意在网络上散布谣言。

科研诚信对每个研究者而言既是责任也是义务，做科研就要绷紧脑中的一根弦，对自己的实验和数据负责，对自己的结论负责，这是最基本的事情，也是作为一个科研工作者的底线。

科研之路　且行且珍惜

中南大学湘雅医院临床药理研究所　刘昭前

科学研究是一个去伪存真，不断质疑、发现和探索寻找真善美的过程，通过科学研究可以解释自然现象，深化对生命科学的理解，寻求其规律，解决实际问题，推动社会的进步。古人云，“言不信者，行不果。”科研诚信和良好学风是科学事业繁荣发展的前提，是建设创新型国家的基石，更是国家繁荣发展的前提。

科学研究崇高而伟大，本应是容不下任何不端行为，但在利益名誉的诱惑下许多学者选择“捷径”——学术造假，部分科研人员思想上不重视科研诚信，学术道德意识淡漠，以求在短时间内取得所谓的名誉。近年来，篡改研究数据、虚构同行评议专家、一稿多投、论文剽窃的现象屡见不鲜，2018 年 10 月清华大学 11 篇材料科学领域论文因学术不端行为而遭撤稿；2017 年，施普林格出版集团宣布一次性撤销旗下《Tumor biology》期刊中的 107 篇论文，其作者全部来自中国，涉及 524 名作者、127 家中国研究机构和 4 家外国机构；作为科研的新起之秀，高校中有的研究生伪造抄袭他人论文，湖南大学在职硕士毕业生曹某的学位论文与华东师范大学硕士毕业生武某某的硕士学位论文内容高度雷同，这些事件严重影响了我国学术界的国际声誉和科研工作者的国际形象。国际上学术造假事件也频频发生，例如日本年轻的女博士小保方晴子在世界最权威的杂志《Nature》同时发表了两篇论文，称发现了 STAP 细胞，这一结果遭到同行的质疑，最后因实验无法重复而撤稿；美国心脏病学家因涉嫌伪造与篡改实验数据发表的 31 篇关于心脏干细胞的研究论文被哈佛大学要求撤稿。这些学风浮躁、抄袭作假等行为严重败坏了学术科研风气，并且危害学术的公信力，不仅不利于青年科技人才的成长，对科技事业健康发展也产生了负面影响，最终当事者不得不为自己的这种行为付出惨重代价。

面对频频发生的学术不端行为，为加强科研诚信建设、营造诚实守信的良好科研环境国家相继出台多种政策，坚决打击学术不端行为，对学术不端行为“零容忍”。作为新世纪的科研的工作者我们必须知道科研诚信是一名科研工作者最应该保持的优秀品质，深刻地认识到在科研过程中保持科研诚信的重要性，坚决遏制这种不良风气，时刻保持着对科学的孜孜不倦的探索欲望，要耐得住寂寞，坐得住冷板凳，勤勤恳恳脚踏实地做学问，唯有如此才能走得更高更远。

人无信不立，科研诚信是科技创新的基石，是国家繁荣昌盛的基础。作为国家未来的栋梁之材，我们要为维护科研工作的纯洁贡献自己的力量，坚持实事求是的科学精神和严谨的治学态度，忠于真理、探求真知，自觉维护学术精神，反对投机取巧的作风和行为，坚决维护国家的利益，净化学术环境，营造风清气正的科研氛围，提升我国科研诚信水平，为国家发展贡献自己的一份力量。

科研诚信是民族复兴、国家兴旺的基石

军事科学院军事医学研究院毒物药物研究所　沈威

实现中华民族的伟大复兴，就必须让中国成为世界科学的中心，中国要强大，就必须大力发展科学技术，而科研诚信则是民族复兴、国家兴旺的基石。

清政府的闭关锁国，导致中国科技的落后，使中国度过了屈辱的百年。中华人民共和国成立后，老一辈的科学家凭借着高尚的人格、刻苦的精神、诚信的道德为新中国的快速发展发挥了重要的作用。过去的十几年，中国的科研实力虽发展极其迅速，但是这并不意味着科研领域的道德建设和规范与时俱进，目前最值得忧虑的就是科研失信，它不仅会阻碍中国原创科学领域的进展，毒害正在成长的科研人员，损害中国学术界的声誉，也会削弱中国科学的影响力。

诚信是一个人的基本道德准则，更是每个科研人员要坚守的底线，诚信科研将会凝聚成强大的动力，助推社会主义的建设，民族复兴、国家兴旺才有自信。试想一个没有诚信的科研环境，人民怎么能安康，民族靠什么复兴，国家谈何富强？

全球的格局随着科技的发展也重新排序，中国部分领域的科研水平也达到了世界领先水平，使得中国在国际中的地位越来越高，但也因部分科研人员的学术不规范使得中国的学术声誉受到质疑。不仅未能推进科学的进步，反而影响了人类的进步。虽科研失信在西方国家也时有发生，但是中华民族是具有优良传统的民族，怎可抛弃优秀的传统文化，丧失自己的文化自信。

科技强，则民族强，科技兴，则国兴。我们科研人员要脚踏实地地做科研，实事求是，不能让失信的歪风邪气甚嚣尘上。民族复兴、国家兴旺需要强大的科技推动，更需要科研人员一步一个脚印的助力。让我们携手抵制科研失信，让诚信的科研成为社会主义国家的一道亮丽的风景。

科研诚信是科研人立身之本

北京大学基础医学院药理学系　童展

科研诚信和学术规范作为科研工作的基本规则，在科研的创新和发展过程中起着至关重要的作用。2018 年 5 月，中共中央办公厅和国务院办公厅印发了《关于进一步加强科研诚信建设的若干意见》，指出科研诚信是科研创新的基石。近年来，我国科研诚信建设在工作机制、制度规范、教育引导、监督惩戒等方面取得了显著成效，但整体上仍存在短板和薄弱环节，违背科研诚信要求的行为时有发生，比如篡改研究数据、研究结论（韩某某基因编辑造假事件），购买、代写论文，虚构同行评议专家及评审意见和擅自标注或虚假标注获得科技计划（专项、基金等）等资助。这些科研不诚信的行为不仅浪费了大量的科研资源，对科学的发展产生了误导或阻碍作用，还造成了非常不好的社会影响。科研工作者作为一群热爱科学，为科学发展而默默奉献的有识之士，对多个社会工作领域的人员都起着示范作用。科研诚信是每个科研人员都应该具备的基本素质，也是衡量科研人是否合格的首要因素。失去了科研诚信，再好的研究结果、再好的科研创新都是空中楼阁，传播越广，造成的危害就越大。

作为科研活动的重要参与者，科研诚信要求研究生在科研工作中坚守底线、严格自律。在研究生科研阶段，导师往往只是给出课题的思路，以及课题各个模块大致的工作内容，而具体的研究过程和课题前期的尝试性工作需要由研究生自己去完成。在这个过程中，研究生应该明确整个课题流程与内容，确保中间无错误或遗漏，并且严格遵照实验获得的结果。如有与预期不符现象，研究生应该及时思考造成这种现象可能的原因是什么，及时与导师沟通，看是否需要调整课题思路。切勿对实验数据和实验结果进行修饰美化。课题完成后，找时间对前期工作进行整理核对，然后严格按照实验结果撰写论文，不可夸大实验结论，以免引起误解。总之作为科研工作的具体参与者，研究生应该严守底线，不得有违背科研诚信要求的行为。

人无信不立。作为一名基层的科研工作者，我们研究生应该把科研诚信放在整个科研生涯的首要位置。科研工作对研究生的训练也不仅仅停留在科研技术、文献阅读和论文撰写等方面，更是对学生道德水平和思维方式与习惯的训练。而这种综合性的训练对于我们之后不管是在科研，还是工作上的发展都有十分重要的作用。科研诚信作为研究生学习与工作的基石，是整个研究生生涯获得成果的根本所在。而良好的科研诚信行为也必将为提高国内的学术氛围和科研的进一步发展提供重要的基础和保障。

科研诚信，科技前行

军事科学院军事医学研究院毒物药物研究所　王陈

“人而无信，不知其可。”诚信是社会主义核心价值观中个人层面的价值准则之一，也是在科学研究中不可或缺的基础，是我们科研工作者在科研活动中必须遵循的基本准则。科技前行必然离不开科研诚信。

2018年5月，中共中央办公厅和国务院办公厅印发了《关于进一步加强科研诚信建设的若干意见》，对科研诚信的体系建设提出了更高的要求。改革开放以来，我国一直坚持强化学风建设以及科技伦理建设，广大科技工作者能够坚守科研诚信与科学道德，我国学者的国际学术影响力不断提升，国际科技论文总量与国际科技论文被引数已位列全球第二，这些成果都足以表明科研诚信是我国科研和科技创新能够取得巨大进步的重要根基。但是，近年来随着国家对于科研事业的投入增加，科研事业竞争的日益激烈，科研失信的行为也屡见不鲜，伪造实验数据、骗取科研经费等科研失信行为不仅造成了国家人力物力资源的浪费，而且损害我国广大科技工作者的国际形象，对我国的科研事业发展造成的损失难以衡量。2003年，上海交通大学陈某发明的“汉芯一号”造假，其利用“汉芯一号”骗取了上亿元的科研经费和大量荣誉；最近十年国际科研论文撤稿大部分是来自我国的学者，其中2010年和2011年每年的撤稿数量都超过了2000篇论文，除正常撤稿外，有75%涉嫌学术不端，伪造、篡改、同行评议造假等现象已然成风；据权威媒体统计，我国论文买卖的年交易额超过10亿元，以上种种都在警示我们科研失信问题日益凸显，遏制科研失信之风迫在眉睫，现阶段我国急需加强科研诚信教育，深化科研诚信评价体制改革，从而加快重建完整的科研诚信体系。

人无忠信，不可立于世；科研失信，无处得尊重。中国工程院院士谢和平先生曾对学生说："你们可以不惊天动地，但必须要有诚信；你们可以什么都破产，但学术信誉不能破产。"老一辈科学家们视科研诚信如生命，而作为当代科研工作者，我们一定要充分学习老一辈科学家的优良科研精神，严格要求自己，坚定践行科研诚信，遵守学术道德规范，为今后科研道路奠定基础，为国家科研事业的发展贡献自己的力量。

科研诚信，关乎自身的精神品质，关乎国家科研事业发展，关乎科研成果能否获得国际社会的认同，科技前行必然离不开科研诚信！

守住科研诚信，追寻科研魅力

中国医学科学院药物研究所　王海港

诚信是美妙的音符，唱响人生优美的乐曲；诚信是翻腾的浪花，汇聚人生浩瀚的海洋；诚信是洁白的云朵，装点人生壮阔的天空。诚信即诚实守信，是人类社会千百年传承下来的道德传统，也是社会主义道德建设的重点内容，它强调诚实劳动、信守承诺、诚恳待人。作为一名科研人员，科研诚信是我们的底线，是追寻科研魅力过程中不可缺少的重要一环，我们只有坚守科研诚信，方能感受科研魅力！

随着改革开放的深度开展，不同文化观念的不断交融，商品经济的汹涌澎湃，冲击着我们原有的科研道德体系。由于大家对文章、职称的过分注重，使得对科研诚信观念的淡化。学术抄袭之风愈演愈烈，科研造假屡禁不止，科研工作的风气有诸多问题，其原因是多方面的，科研诚信建设出了问题是其中最重要的一环。科研诚信是一个科研工作者最后的底线，是我们科研成果成长的源泉，对于科研诚信的遵守贯穿着我们整个科研道路！

科研诚信是一面镜子，我们要身体力行。科研诚信是科研工作的基础，我们是科研工作的实践者，在科学研究过程中，哪一个伟大的科学发现不是经过千百万次的实验论证？在这个过程中，如果结果不是建立在科研诚信的基础上，则早已被我们所抛弃。我们只有严格的遵守科研诚信，在此基础上进行实验，才能得出准确的结论，对科研结果有话语权，让科研成果应用于社会，造福于人类！科研诚信在我们科研过程中的体现就是如实的记录实验现象与结果，发表文章使用真实的实验数据等。正是弗莱明在实验过程中对实验现象如实记录，才发现了青霉素，成就了他辉煌的一生！

科研诚信是一面旗帜，媒体要树立榜样。在当今社会，盛行“唯论文”来评判一个科研工作者的成就，有些媒体也对那些所谓的高分文章进行大肆宣传，从而造成了现在许多科研人员不再脚踏实地的做事，而是一味地钻到论文的怪圈之中。媒体作为现在人们相互传播思想的主要方式，应主动担当起纠正不当社会风气的责任。多宣传一些大师大家，如“两弹一星”的元勋们，他们未曾发表多么高分的文章，但是用实际行动为国家服务；中国内科学奠基人张孝骞先生，也未曾留下鸿篇巨著，但是留下了一摞小本子，里头密密麻麻地记满了病人的姓名、年龄、病案号、病情、初步诊断等，通过他们的经历去改变人们的错误观念，为大家树立榜样！

科研诚信是一座灯塔，国家要提供保障。科研诚信问题的解决需要个人、社会、国家齐抓共管。除上述科研工作者本身及社会媒体之外，国家通过推进人才选聘制度改革及实验数据管理制度，不仅就论文评定，也要看研究课题的实用性以及在社会转化过程中的应用情况，同时对实验数据的管理进行严密监管，让人不能科研造假；加强科研诚信的宣传及对科研人员的思想教育，在思想层面杜绝科研造假想法，让人不想科研造假；完善相关科研造假的法律法规，加大对科研造假人员的惩处力度，让人不敢科研造假。中共中央办公厅、国务院办公厅印发的《关于进一步加强科研诚信建设的若干意见》，足可以见国家对科研造假的零容忍的态度！

科研诚信是科研进步的保障，是国家综合科研能力提升的基础，也是社会主义核心价值观中“诚信”在科研工作中的体现。每个科研工作者遵守科研诚信，学术造假之风就会消失殆尽，中国科研能力将领跑世界！

论科研诚信

北京大学基础医学院药理学系　王亮

相信对于所有的科研工作者来说，刚进入这个领域的时候，老师都会给我们上一节生动的课，也就是科研诚信。诚信，对于任何人都是至关重要的，我们从小就设立思想品德课也因于此。而对于我们科研工作者来说，诚信更为重要。那么下面我就来细说一下科研诚信。

《科研诚信》这本书相信大家应该都很熟悉，原版在美国广受欢迎，是维护科研诚信，倡导负责任的科研行为的一本畅销著作。很多大学都把这本书当作科研诚信的入门之作。同时在 2018 年 5 月，中共中央办公厅、国务院办公厅印发了《关于进一步加强科研诚信建设的若干意见》，对进一步推进科研诚信制度化建设等方面做出部署。意见指出，科研诚信是科技创新的基石。近年来，我国在科研诚信上做出了重大改革，在工作机制、教育引导、规范制度以及监督惩戒等方面做出了明确的规定。但在如此严厉的制度下，仍有违背科研诚信的行为出现。意见明确指出，要严肃查处严重违背科研诚信要求的行为，自然科学论文造假监管由科技部负责，哲学社会科学论文造假监管由中国社科院负责。坚持零容忍的原则，并持续对违背科研诚信的行为给予严厉打击，严肃责任追究，并且建立终身追究制度，对违背科研诚信的行为实行终身追究，一经发现，必严肃处理。

古话说，人无信而不立，真实的科研环境是我们进一步对科研探究的良好基础，只有不虚假的科研结果才真的拥有借鉴意义。也许你觉得更改一个数据能让结果看得更合理一点，但为何在事实面前，你不相信自己做出来的，反而更相信自己想象的呢，一切的结果无论怎样对我们的科研都是有帮助的，而不应该只留自己想要的结果，不符合的就直接删掉。更有甚者，不更改数据，而是创造数据，利用各种手段做出自己喜欢的结果，只为尽快地毕业。这些都是不合理，但却真实存在的现象。这些情况下做出来的结果，堂而皇之地发表在核心期刊上，让众多科研工作者阅读参考，是对自己也是对别人的极大不负责任。也许正是因为你的虚假结果，诱使众学者走上了歧路，浪费时间、精力。同时，你的不负责任也会给自己的国家抹黑。

目前，各大高校，科技部等对科研诚信的重视度空前高涨，也为我们的科研环境清出一片净土。我相信，在我们的共同努力下，我们的学风建设会越来越好。以创建干净的科研学风为己任，从自己开始，大家一起为我国乃至全世界的科研做出最大的贡献。

论践行科研诚信的必要性

安徽医科大学临床药理研究所　杨雪枝

我们讨论诚信的必要性，首先要先了解何谓诚信？最初，诚信两个字是拆开的。“诚”最早可以追溯到先秦儒家时期，孟子道：“是故诚者，天之道也；思诚者，人之道也。至诚而不动者，未之有也；不诚，未有能动者也。”“信”一字，最开始是带有宗教色彩的，指祭祀时对上天和先祖所说的诚实无欺之语。春秋时期，经儒家的提倡，“信”始摆脱宗教色彩，成为纯粹的道德规范。在儒家思想中，诚信实则意思相同，视为一词使用。其后随着历史的前进，诚信更是被认为是五常之本、百行之源。在近代，马克思主义伦理学批判地继承了“诚”这个范畴，肯定诚实是社会公德中的一个重要规范。而现在，诚信更是我国社会主义核心价值观的基本内容之一。诚信对于人类的发展和社会的进步意义不言而喻。

诚信，回归本质应该是人在面对外界时做出的一种选择，由意识支配的一种思考过后的行为。因而在讨论践行诚信的绝对性，在诚信这一大的范畴下，是要视情况而定的，有些情况下的“非诚信”是情有可原，可视为一种善意的谎言。譬如对于绝症患者，善意的谎言能让他们绝处逢生，能给予别人一丝希望；而科研诚信，是在任何时候、任何情况下都需要去践行的。

在我看来，科研上的诚信，已经远远超出了道德范畴。不同于其他的不诚信，受到的仅仅是道德谴责，科研诚信的背后，牵系的是社会的发展进程，是绝对不允许有任何的侥幸存在的。我不说践行科研诚信所带来的好处，因为这是科研行业立足的根基，我想探讨下科研不诚信带来的危害。拿最近刚发生的一个案例来说，前哈佛大学教授在 2001 年提出了一个设想，利用骨骼细胞再生心肌，其中提到了一个叫 c-kit 的细胞能够修复心脏。并且接下来在 CNS 这些顶级期刊上都发表了这个 c-kit 细胞。由于他的研究数据充分、论点明确，接下来，全世界根据他的理论开始了研究。而结果呢，很多研究者在经历了数十年研究中发现，按照他的理论和实验方法，不仅得不出结论，甚至干细胞根本无法转成新的心肌细胞。整整十年时间，浪费了多少科研工作者的时间和心血。最重要的是，这一研究耽误了可能真正能为患者带来希望的研究进程。而这样的情况，还有很多，如果不制止，将会更多。

为什么会有人选择科研不诚信，完全仅仅是因为他们觉得这是带来名声和财富的快捷之路。科研的道路本来就不平坦，往往耗费大量的时间、人力和物力都可能得不到预期的成果，所有的一切付诸东流。而这时候，你可能只需要改动一个数据，修改一下图片，就能让你得到预期的结果和随之而来的一系列奖励。虚假带来的成功会让人上瘾，因为这是一种零成本的投资。可是人真的不能只看眼前的一切，我们是科研工作者，是为所有患者带来希望的一股坚实的力量，而这些患者，肯定有一天也会有你我，有我们的家人和朋友，我们设身处地地想一下，如果只为了眼前这些苟且，而将生命的希望抛诸脑后，真的值得吗？这些慌的背后，可能就是一个患者的希望破灭，一个真相被隐藏。而且这种虚假真的是零成本吗？面对科研你选择诚信，也许你只是一时的不平坦，可是只要你坚持下去，真相始终都是真相。而你选择不诚信，你就要不停为了圆这一个谎，去圆后面数之不尽的谎。你这一辈子，都要为哪一天这个谎会被拆穿而担惊受怕。这是你要付出的，并不是零成本。

我选择诚信科研，扪心自问，生活中我并不是一个始终诚实的人。可是在科研上，我知道我所研究的是药，它很可能是某些患者的希望，也可能某个理论成为一些有意义的工作的启发，这是我身为一个科研工作者去为这个社会做出一点小小贡献的方式。我希望我们每个人，每个行业的人，都要对自己的工作诚信。真相带来的失败不可怕，我们常说阴性结果也是一种结果。可怕的是知道这是假象，而选择这种假象带来的暂时的成功。

扣好科研第一粒扣子

中国医学科学院药物研究所　杨滢霖

习主席告诫我们青年关于人生价值取向的选择：人生的扣子从一开始就要扣好，如果第一粒扣子扣错了，剩余的扣子都会扣错。人生的路上要扣好第一粒扣子，科研的路上同样要扣好第一粒扣子——科研诚信。

常言道：人无信不立，业无信不兴，国无信则衰。在科研领域更是如此。

爱因斯坦有句名言："大多数人说是才智造就了伟大的科学家，他们错了，是人格。"随着社会生活节奏的加快，时间就是金钱的理念深入人心，但部分人为了"更快"总想寻找另类的"捷径"。在科研领域，也有少数人越来越浮躁，从黄某某、小保方晴子再到韩某某，发生在他们身上的事莫不为我们敲响了警钟。基础不牢，地动山摇。就我们药理学的动物实验而言，从实验样本的选择、试验方案的制定、试验数据的记录再到科研报告的撰写，任何一个环节出现问题对实验都将是致命的。我们需要多问问自己，科研数据是否完整？试验环境是否客观？试验结果是否真实？科研的压力很大，但不是杜撰数据篡改结果的理由，实验的任务繁重，更不是偷工减料弄虚作假的借口。

《韩诗外传》提到："与人以实，虽疏必密；与人以虚，虽戚必疏。"随着科学技术的迅猛发展，各专业的研究不断深化，研究方向也愈加细化，个人的时间、精力都是有限的，团队协作是大势所趋。科研诚信，就像是团队工作中的黏合剂和倍增器。团队成员提供的资料可信否？他人的实验数据可用么？我的研究成果会被忽略吗？与诚信的队员协作，不会背上弄虚作假的臭名，也避免沉溺尔虞我诈的内讧。诚信的团队如鱼得水，一往无前；失信的团队进退维谷，举步维艰。莎士比亚说，如果要别人诚信，首先要自己诚信。雪崩的时候，没有一片雪花觉得自己有责任，团队诚信，从自己做起。

荀子说失信之人："言无常信，行无常贞，惟利所在，无所不倾，若是则可谓小人矣"，国家同样如此。周幽王烽火戏诸侯，身死国亡，400年后在同一个地方，秦国商鞅立木取信，变法强国。诚信对于国家的意义不言而喻，近年来，国家也对科研诚信的规范采取了许多措施，2018年中共中央办公厅、国务院办公厅印发了《关于进一步加强科研诚信建设的若干意见》、2016年国务院办公厅印发《关于加强个人诚信体系建设的指导意见》、前几天军委科技委面向国防科技战线发布《科研诚信倡议书》，这些文件均传达出国家对科研诚信建设的重视，当然，近年来国家诚信建设也取得了长足的进展，将来的科研领域必将不信不立，不诚不行。

"诚实是智慧之书的第一章"，翻开智慧之书，寻找真理之果，在这之前，请扣好科研的第一粒扣子！

浅谈科研诚信与建立诚信制度的重要性

北京大学基础医学院药理学系　张祎冰

"科学道德是社会道德在科技活动中的体现"，讲求科研诚信要求科研工作者真实呈现所得科研成果，不背离研究的初衷，研究结果真实性是科学探索得以进行的一大基石。由于科学研究具有研究过程不可观察，不同领域的研究思路、评判标准和成果形态差别很大等特点，因此科学研究过程中诚信非常重要，从事科研工作，工作者首先要建立底线意识，即明确科学诚信是要坚守的底线而不是可以随意破坏的要求。

2018 年，31 篇关于心肌干细胞的研究撤稿引起学术界的轰动，该领域研究文章撤稿不仅仅影响某教授个人的名誉地位，更是心血管研究领域出现研究方向错误等战略问题，自此之后心肌干细胞相关研究领域就此消失，而在此领域已经进行过或正在进行的研究都是对人力财力的巨大浪费，这不禁使我认识到科学研究中诚信的重要。

中国的科研事业正处于上升阶段，各个研究领域成果层出不穷，但相应的学术界的氛围比较浮躁和功利，“据艾普蕾全球撤稿数据库显示，截至 2018 年 5 月 31 日，全球共有 15059 篇撤稿，中国学者贡献了 6879 篇，占比 45.68%。”究其原因无非是社会要求学者有成果来得到更多的发展与晋升的机会，学校则要求学生有研究结果来毕业，在这样的氛围下难免有许多捏造数据，篡改记录的现象发生。但环境往往很难靠个人改变，所以更要求科研从业者要坚守住做科研的底线，实事求是，不忘自己参与科研事业的初衷，如果每个科研工作者都能认识到保持诚信是对全社会学者的尊重，保持对真理的敬畏以及对科技发展负责，相信大部分科研工作者能够保守住自己的底线。

整顿浮躁的学术大环境还需要诚信制度的建立，北京大学信息管理系王子舟曾谈到，科研诚信之所以存在一定幅度的滑坡、学术领域一定面积的溃烂，根源在于目前的学术体制机制出现了问题。当一个学术体制、学术机制出现了劣币驱逐良币的环境——认真做学术的拿不到奖、得不到晋升以及应有的待遇，就会导致科研诚信出现问题。我始终认为以研究成果作为一个主要评价标准来评价学者的学术水平、学生是否具备毕业资格以及老师能否培养出合格负责的研究人员是个不很客观的做法，如能同时以多个标准，如观念的被认可程度、研究结果的普及程度、基础研究的推进程度和对应用学科的价值多方面来衡量一个学者的学术水平，而不仅以研究有成果作为毕业要求的硬性规定，一定会对学术规范建设推进起到一定作用，并且能为科研领域留下真心热爱科研的从业者。

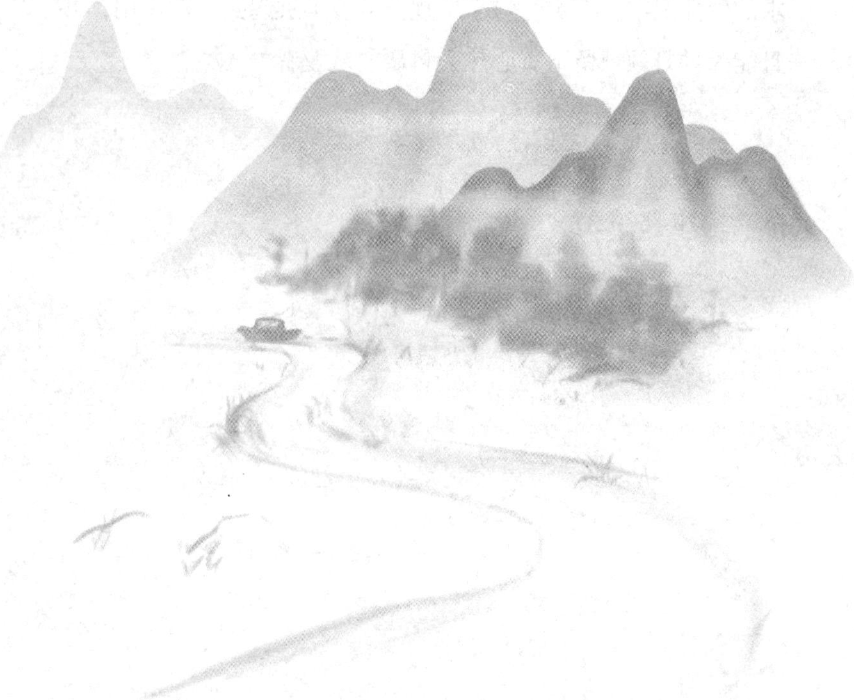

完善机制，
共襄诚信

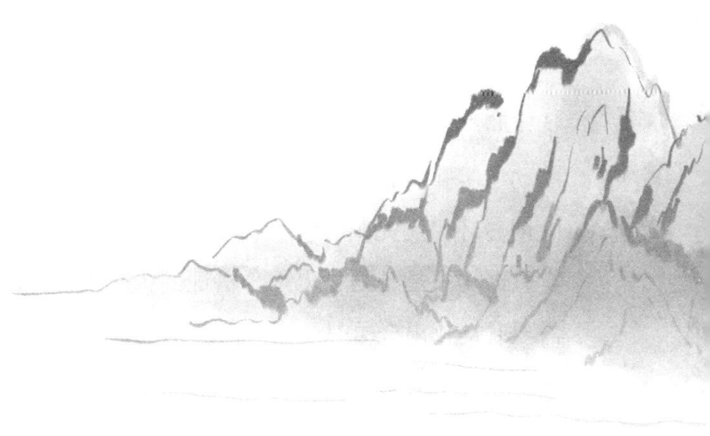

如何保证动物实验数据的完整性与连续性

福建医科大学药学院　林拯

科研人员如何坚守德行、恪守科研诚信，已成为当今科研大环境中最热的一个话题。保证原始数据链的完整性与连贯性已成为科研人员必备的要素之一。如何做到数据的完整性与连贯性呢？本文主要探讨保证动物实验原始数据的几点相关建议，望与各位“研友”共勉。

接触动物实验的科研人员们最熟悉的中心词不外乎是“动物、器械、饲养环境与实验方案”。而保证动物实验的进行与数据的保存也离不开他们。从连贯性和完整性方面着手，时间顺序为最好的手段，能够记录一项实验的所有过程与细节。

首先，确定实验方案是我们进行动物实验的重中之重。包括实验材料、实验目的、实验方法以及预期结果等。一项完整的动物实验需要准备好所需的实验动物与耗材，当然还有合适的饲养环境。尤其要注意以下基本信息的记录：①实验动物：实验需要向具备动物生产合格证的企业进行订购，订购的动物需要有动物出仓单号。出仓单号对应的动物种类、规格、性别以及相关信息是我们需要记录的。②实验所用到的试剂或者药物：需要记录下其剂量，使用的浓度等相关信息。③具体实验方法与实验目的流程以及最后样品的处理。

在此基础上，不同的动物实验需要记录的细节与信息也各不相同。例如我们实验室常规进行的药物对人癌细胞株裸鼠异种移植瘤模型的抗肿瘤实验，还要特别采集、记录以下信息：①接种前的细胞培养；②细胞接种前，确定相应细胞数量与接种体积（是否使用到 matrix 辅助成瘤以及所占比例）；③负荷鼠（种鼠）的相关信息（体重、周龄、性别以及健康情况）；④负荷鼠皮下成瘤日期与体积的记录，待皮下瘤体积达到最佳体积时，进行下一步的瘤块接种实验；⑤瘤块接种实验时，记录日期、实验动物数量以及瘤块数量等，并记录下实验操作人员与记录人员；⑥待裸鼠皮下瘤体积达到合适范围（40~50mm^3）时，记录下此时的瘤体积，并按瘤体积进行随机分组，重新记下分组、编号、体重与对应瘤体积大小（注：尽量保持单一实验人员操作，以避免实验过程中的系统误差）；⑦记录给药所需的信息（药物、溶剂、浓度、给药体积、给药频率、给药途径、给药总次数、总剂量等）和给药前裸鼠的体重（一天一次）与裸鼠瘤体积（三天一次），计算抑瘤率，相对抑瘤率等信息，并绘制瘤体积曲线与相对瘤体积曲线，以便更好地观察药物的抑瘤作用；⑧逐日记录添加饲料、饮水以及更饲料时间，排除实验之外的干扰（营养不良、缺水、环境导致的疾病等）；⑨实验结束后，将裸鼠麻醉后（0.5% 戊巴比妥钠，10g/100μl）脱颈处死，按序排列并拍照，记录瘤体积。取出瘤块，称重、拍照。记录并按编号保存于 –80℃冰箱，再将所有信息（体重、瘤体积、瘤重、照片等）汇总入预先整理的表格之中；⑩后续实验按照编号进行样品处理（WB、 qPCR、IHC 等），并做到一一对应。

对于实验室常规的重复性实验，我们实验室的做法是，将以上需要采集的数据、信息制作成专用的电子表，在实验过程中，根据表格栏目的提示，将各项信息或数据按照实验的进程，逐项记录，以免遗漏，确保实验记录及时、正确、完整，具有可追溯性。

如何保证蛋白免疫印迹原始数据链完整性

福建医科大学药学院　刘凌雪

近年来，大量 SCI 论文被撤稿，学术造假、学术不端行为层出不穷，引人深思。据统计，近十年涉嫌学术不端被撤稿的论文主要原因包括数据作假、剽窃、同行审稿作弊、一稿多投等。诚信是科研工作的基础，科研的每个环节都可能发生学术不端（主动不端抑或被不端），作为初入科研大门的学生，我仅对在蛋白免疫印迹实验中如何保证原始数据链完整性进行初步探讨。

蛋白免疫印迹从细胞到 WB 图片保存编辑，其中任何一个步骤出错都会导致数据失真。首先是细胞总蛋白的提取，在实验记录本中记录好对应细胞代数、复苏日期以及药物作用的时间等基础信息，每批实验设置一个实验编号，将蛋白定量变性后根据所需目标蛋白量将蛋白分装保存于 -80℃冰箱，同一批次实验的样品可以分装成若干套的平行样品，因此可供上样若干块电泳胶，这样可以避免反复冻融引起的蛋白降解。保存时EP管中应注明实验编号－样品流水号，每一个实验编号的具体样品的细胞名称、作用药物种类时间以及细胞培养过程信息等在实验记录中均有详细记录。WB图片编辑、保存是蛋白免疫印迹实验另一关键环节，每张蛋白条带图片储存时应该将对应日期、细胞名称以及目的蛋白条带名称作为文件名命名，并能够与纸质版记录吻合。用移动设备将图片从显影设备拷回个人电脑进行图片编辑处理时，不可用Photoshop等软件对条带进行拼接剪切、美化等操作。有些科研新手在获得蛋白条带图片后发现因为上样顺序错误导致蛋白条带没有统一趋势，而为了获得目标理想条带对图片进行剪切拼接，也许你认为软件处理过后的图片中每一个条带也对应了它相应的药物浓度，但是你改变了图片的原始性，自然而然地破坏了整个数据链的完整性，这种行为即便没有造假，但是无法证明图片的原始性和完整性，就难以证明其真实性，涉嫌数据造假。为了避免这种情况的发生，在WB上样前实验人员应先认真考虑样品上样顺序的合理性，在实验记录本中记录好上样顺序以及上样量，例如上样时最左边为蛋白指示marker，紧接着从左到右依次为空白对照以及系列药物的顺序上样，在显影曝光时也将含marker一侧放于显影仪底板左侧保持与上样记录一致顺序。在免疫印迹时，每批次实验均有对应的β-Actin等内参条带，以反映每次电泳上样量的均一性，因此不同批次的WB不能共享相同的内参。每次显影的内参均要求注明实验编号，以免混淆导致重复使用。以上即是我个人对于蛋白免疫印记实验中如何保证数据原始完整的一些看法和简要操作方法，希望与同学、老师们共同探讨。

科研失信不仅是一种个人行为，数据造假欺骗的不仅仅是自己，还会误导其他科研学者对其价值的判断，造成大量人力物力以及金钱资源的浪费。作为研究生，我们应该时刻坚持科研诚信，避免为了快速发一篇论文而去对数据进行作假，发生主动学术不端行为，或者业务外包导致自己被学术不端。

如何确保药物化学合成实验结果可重复性的体会

福建医科大学药学院　刘艳

药物合成实验往往步骤多，反应条件细致、多变，过程性环节的中间样品、目标样品多，如何使药物合成实验效率更高、可重复更好，在实验的前、中、后应该怎么做，谈谈自己的一些粗浅的体会。

在做每一个实验之前，需要反复调研文献，分析每个文献的优缺点，通过反复比较，选择最简便的方法。仔细研究参考文献实验步骤的每一个细节，同时对比其他文献的实验步骤，研究其改动之处，并弄懂改进的原因。进行实验前应了解所用药品的毒性及防护措施。如操作有毒气体及易挥发的溶剂应在通风橱中进行。尤其在夏天用易挥发溶剂萃取时，更应该注意容易爆炸的问题。使用易爆炸的化合物时，取用均要小心谨慎等。应做好防护措施，并遵守实验室安全规则，注意防火、防爆、防中毒、防灼伤、防割伤。

在实验过程中，实验者必须养成一边进行试验一边记录的习惯，不得事后凭借记忆补写，或以纸条暂记再转抄。记录的内容应包括实验的全部过程，如加入药品的数量，仪器装置、具体每一步的操作时间、内容和观察到的现象（包括温度、颜色等数据）。试验记录要求实事求是，准确反映真实的情况，特别是当观察到的现象与预期的不同，或是操作步骤发生变动情况时，均应详细记录，主要包括：在称量反应物时应准确计算摩尔比和质量，精确称量；详细记录反应体系是否需要维持无氧无水的条件和反应前反应体系的颜色、反应物溶解度等情况；对于需要滴加反应物的情况，一定要严格控制滴加速度，监测温度变化；反应期间每隔一段时间需要点板检测反应进程，且记录在实验记录本上（并且记录具体的展开剂极性）。在反应截止时间点时，再次确认反映进程，从而决定是否终止反应；反应结束后，详细记录反应液的后处理步骤，是否需要萃取等；样品后处理后，再次点板，并根据点板情况、展开剂极性判断洗脱剂极性；选择合适的填充物过柱，记录过柱后点板情况，将产物点浓缩，通过检测质谱和氢谱、碳谱判断化合物情况。

实验结束后，应及时清洗玻璃仪器且整理自己的实验桌面，及时总结实验结果。尤其要注意以下几点。

（1）注意含水量和化合物纯度对反应体系的影响，在实验室条件允许的范围内，按照标准方法处理。

（2）注意中午和夜间由于仪器关闭会使局部电压增高，注意检测电压变化是否会对实验产生影响。

（3）一定要牢记温度的概念，每一步反应的温度都要准确记录，不仅要记录笼统性的室温，甚至后处理的温度都要记录。

（4）标签记录一定要随时更新，不要过于相信自己的记忆力。

（5）实验数据一定要有备份。

（6）每一次实验失败后都要认真找原因，在没有找到原因之前不要急着进行下一次实验。

科研需要诚信

中国医学科学院药物研究所　陈燕霞

近年来，学术造假这一问题引发热议，而针对这一问题，它背后的原因是什么？这个问题虽已有众多人解答，但学术界的我们乃至广大群众都应再次思考。因为，这涉及做人最根本的一点，那就是诚信！何为诚信？而诚者无疆，又为何？诚信的缺失，给学术界带来多大的危害，给国家又带来多大损失？这不得不让我们回头一遍又一遍思索，讲求科研诚信，上及国家下及人民，是重中之重！

言成为诚，从言成声，诚者自成也。诚即是主体真诚的内在道德品质。而信，则是信用信任，是主体内诚的外化。诚可为心诚、言诚、行诚，信则偏向于外信于人。而诚信合为一体便是诚实无欺、讲求信用。诚信是公民的第二个身份证，是为人处事的标签，信誉名声的扩音器，讲究做人做事真心诚恳，讲信用，言必信，行必果。因此，诚信是为人根本，不守诚信，就会带来伤害，普通百姓会伤及身边的家人、朋友，而肩担责任的学术界的我们不仅仅是伤及群众，更是涉及社会准则，伤及国家信誉，正如《吕氏春秋·贵信》篇所言，如果君臣不讲信用，则百姓诽谤朝廷、国家不得安宁；做官不讲信用，则少不怕长，贵贱相轻；赏罚无信，则人民轻易犯法，难以施令；交友不讲信用，则互相怨恨，不能相亲；百工无信，则手工产品质量粗糙，以次充好，丹漆染色也不正。可见失信对社会的乃至国家的危害何等大啊！诚信，人之根本，国之根本！而在科研路上，失了诚信，那又会丢失多少？

科研，对未知的事物进行探索研究后，将其转变为大家可认知的事物，最终应用于生活实践中。因此。它是一个探索未知的过程，不应存在不端行为！对于实验操作，不可粗糙、糊涂；对于数据处理应求真务实，不予篡改、伪造；对于文章撰写不予剽窃、假冒；而课题申请应公平公正，正规渠道获取。而我们作为医学界一名研究员，更应讲求科研诚信，从身边小事抓起，不给不端行为留有一丝缝隙去钻。从开始上研究生课程到考试，都该秉着认真学习，不抄袭、不作弊的态度，真心坦诚去答卷。课程修完后来到实验室，首先拿到实验记录本，对于实验记录本，我们所记录实验内容与结果均应属实可靠，不论结果好坏，都应真实记录，那是实验的真实反映，那是未知事物一个方面的体现。在实验操作中也不该弄虚作假，譬如很多时候，实验都会存在主观意识，然而我们要选择避开自我意识完成实验。对于数据处理和文章撰写也同样坦然求真。一直秉承诚信的高尚品质在科研道路上行走，不仅充盈自我内心，而且利于社会健康发展，最重要的是表明国家科研诚信的高尚品德。广大群众需诚实守信向前迈出每一步。而在学术界的我们，更需要每一位都遵从真心诚信将科研继续下去，为国家乃至世界真心付出自己的那一份力量！

科研诚信不应成为名利场的牺牲品

中国医学科学院药物研究所　程笑

科研诚信从不是一个新颖的名词，古往至今，从万有引力，到相对论，再到量子力学，每个科研时代几乎都是文章和成果至上，现在的科研诚信问题也从不是新颖的问题，它随着时代的变更遗留已久。之所以现在变得尤为突出，那和现在的信息交流日趋发达，科学日趋普及化以及民众教育水平普遍升高密切相关。

诚信问题从不是科研圈子独有的问题，商业、农业等都会涉及诚信问题，现在的互联网那么发达，一旦出现诚信问题并被曝光，将会寸步难行。那么，既然提到了科研相关诚信问题，其中必然有和这个圈子制度密切相关的原因。这些年，中国的论文数量“勇攀”世界第一，但与之相对应的，我们的科技创新并未进入世界前列。原因有二，一是人才评定体系僵化，不能脚踏实地的依据相关人员具体工作表现来衡量其水平，而是守着论文当宝贝。在这个过程中，如果承载论文的期刊水平高，则这样的论文不但能“沽名钓誉”，还能将人员评定过程中可能引发的矛盾甩开，为管理部门免责。这其实是用行政手段管理专业人员产生的不可避免的弊端。二是科研从业人员丧失操守。论文背后蕴藏着巨大的利益，这个谁都看得见——不但可以成为晋升职称的重要踏板，而且每发表一篇论文还可带来价值不菲的经济奖励。在经济利益的诱惑下，什么职业道德、什么数据真伪，只要能最终发表，怎样违规都无所谓。正是这种“恶小而为之”的放纵心态，导致了论文造假泛滥。面对此问题，应该改革科研人员能力评定体系，针对每个岗位不同的特点，设定相应的打分标准，扩大学术委员会的工作范围和权力，每个季度或者每个月都有完整的评分档案，让实际工作能力与自己的晋升、薪酬密切关联。在这种情况下如果再去编造论文，则很可能得不偿失。这么坚持下来，我相信论文大面积造假的行为会得到有效控制。

那作为基础科研工作者，无法左右大局，但可以掌控小我，踏实认真做好自己的科研工作，认真处理记录、数据、图片，守住诚信的底线，就是在为这个科研大厦贡献自己的力量。

防治学术不端的主要举措

保山中医药高等专科学校　董寿堂

近年来，国内学术不端行为呈现不断上升趋势，其在于部分人受功名利益的驱使，为了提高自己经济收入及名誉，唯有晋升职称，而晋评职称又受论文、课题等条件限制，固而会迫使他们用一些不正当方法来达晋评职称的条件，比如抄袭、剽窃、买卖论文、篡改数据、一稿多投等学术不端现象。以上所述，学术不端主要在于：①个人诚信意识观念的淡薄，对名利过度的追求；②国家政策制度制定不完善。因此，应该进一步完善国家相关的规章制度，加强专业技术人员的学术精神和作风教育，改变意识观念，提高学术诚信度。

一、完善专业技术职称评审制度

职称晋升决定了个人的名利，对于一些急功近利、利欲熏心、拜金主义等的专业技术人员会利用各种方法达到晋评的条件，这将成为学术不端的主要根源。因此，职称评审应根据职业特点区别化，对于某些专业技术不能过度突出论文、课题等学术要求，应该强调职业道德、社会评价、工作能力为主要评审条件，淡化学术论文、课题等的要求。比如，对于医护人员、非研究基层工作专业技术、一线教师等，应该强调职业道德、工作能力、社会评价，淡化学术成果。

二、完善学术期刊监管制度

学术期刊监管制度不完善是导致学术不端的主要原因之一。部分学术期刊为了谋取高额的利润，不注重文章的学术不端行为，如某些期刊发表文章存在抄袭、剽窃，但仍能光明的发表。其主要原因在于：国家的相关制度不完善，对期刊监管不够、惩处不严等；学术期刊为了牟利，对文章审核不严。因此，国家应该制定或完善相关学术期刊的管理制度，加强对学术期刊审核、监管、惩处，对于一些存在学术不端的期刊应该取消其资格。

三、加强学术诚信教育，完善学术诚信制度

专业技术人员对学术诚信不了解及意识淡薄是学术不端的主要原因之一。因此，应该加强对专业技术人员学术诚信的教育，各单位应定期开展学术诚信讲座、培训，让其了解学术不端知识及危害性，尽量避免学术不端现象的产生。加快建立或完善学术诚信制度，加强对其监管、惩处、曝光，对于存在严重学术不端者，应该记录于征信档案。

通过建立或完善国家相关制度及培训学术诚信知识，营造一个良好的、积极向上的学术环境，为国家学术科研的发展奠定基础。

临床研究伦理诚信体系的构建

西京医院药剂科　贾艳艳　程梁华　伍晓晓　彭莉　刘美佑

据国家统计局、科学技术部和财政部联合发布的《2017年全国科技经费投入统计公报》数据显示：2017年中国科研经费投入17606.1亿元，较2016年增长12.3%，排名世界第二，其中医药制造业的科研经费投入达534.2亿元，占科研总投入3%。众所周知，医药领域关乎人类健康，其中临床研究更是新药研发的最后一道防线，为此，建立规范的临床研究伦理诚信体系迫在眉睫。

（1）建立临床研究伦理诚信体系，将科研诚信纳入伦理体系建设全流程，确实保证数据的真实性、完整性。

西京医院在2015年成立了人体受试者保护体系（Human Research Protection Program，HRPP），体系负责人为院长，下设了学术委员会、伦理委员会、纪律监察委员会、质量管理委员会、医务处（药物临床试验机构、科研办、医疗办）等。HRPP体系全流程监管西京医院所有涉及人体的研究（“涉及人体的研究”主要包括：各期临床试验、医疗器械临床试验、其他；其他包括人体样本，回顾性临床研究以及临床诊断和治疗新技术，质量改进项目，公共健康活动，项目评价，教学活动，操作性活动或者是创新性的医疗护理行为等），在临床研究前、中、后三个关键环节，监督所有临床研究行为，一旦发现学术不端，如未提交伦理审查的项目、研究过程中知情同意书患者非本人签署或非法代签、涉及弱势人群未有保护措施、临床研究数据恶意造假、未及时提交年度报告、提交研究结论与论文发表内容不符等，伦理委员会将及时暂停或终止临床研究，并依据情节严重性提交给纪律监察委员会和学术委员会，纪律监察委员会和学术委员会将及时组织调查小组，对科研诚信问题进行调查，并做出决议，通报给全院。该 HRPP 科研诚信体系的构建，从顶层设计上，全要素、全流程的最大限度监管我院临床研究的开展，将科研诚信管理纳入 HRPP 管理中，多维度、多角度地保护了受试者的权益，确保所有临床研究科学性、规范性和真实性。西京人体受试者保护体系组织结构图如图 1 所示。

（2）依据相关法规制定“西京工作人员科研不端行为管理制度”，将科研诚信作为考核人才，职称晋升的重要考核指标。

科研诚信是科技创新的基石，关系到科学事业的存在与发展，也关乎我国创新型国家和科技强国建设目标的实现。临床研究的科研诚信关乎患者健康和权益，更是重中之重，为此依据科学技术部令第 7 号《国家科技计划项目评估评审行为准则与督查办法》、科学技术部令第 11 号《国家科技计划实施中科研不端行为处理办法（试行）》、国科发计字〔2004〕225 号《关于在国家科技计划管理中建立信用管理制度的决定》以及医务人员工作准则《赫尔辛基宣言》等，学术委员会履行科研诚信建设职责，制定“工作人员科研不端行为管理制度”。制度规定：①各临床科室按照季度，定期汇报我院为通讯作者的

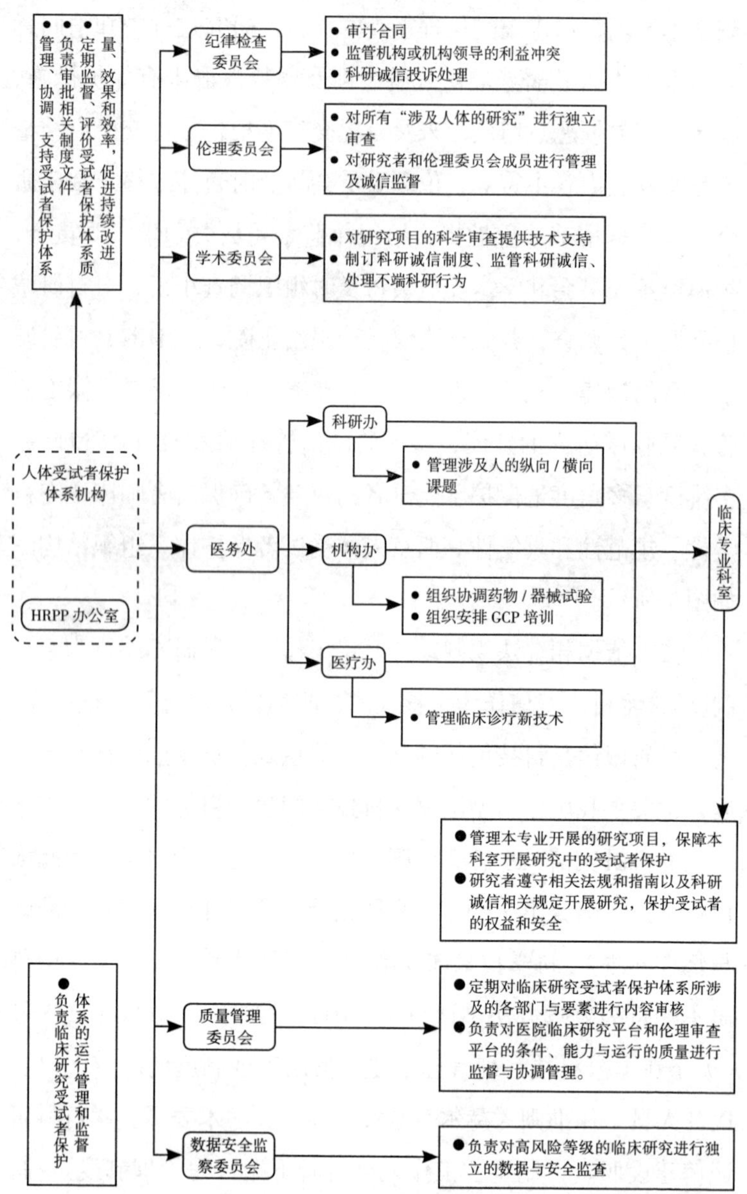

图 1　人体受试者保护体系组织结构

研究论文，凡涉及到人体的临床研究论文，需提供伦理审查文件和过程文件（原始记录）给医务处，医务处由专人和伦理委员会人员、数据安全监察委员会共同进行核查、溯源，发现任何科研诚信问题，提交给纪律监察委员会和学术委员会，并依据严重程度进行处理，将处理结果通报全院。②工作人员任期考核、职称晋升需提供科研成绩的证明材料给医务处进行科研诚信核查，主要核查：科研成绩的证明材料中涉及人体的临床研究论文是否提交伦理委员会审查，且临床研究过程中是否存在严重诚信问题。对于存在严重科研诚信问题的科研成绩，如未经医院批准开展的临床科研等，严控晋级晋升。③鼓励举报人以实名举报科研诚信问题给纪律监察委员会和学术委员会。对于科研诚信投诉和举报的情况，例如没有按照规定上报严重不良事件（Serious Adverse Events，SAE），SAE 患者补偿款未发放给患者或未履行保密协议泄露患者信息等有可能影响研究结果公正性和科学性的行为，纪律监察委员会会组织学术委员会、伦理委员会、数据安全监察委员会联合核查事情真伪，并将结论下发到各个委员会，同时记录在工作人员诚信记录中。

（3）质量管理委员会定期对临床研究受试者保护体系涉及的各部门和所有要素进行内部审核，及时制定整改措施，促进受试者保护体系的持续质量改进。

质量管理部门负责发起内审并指定内审小组人员（由各专业组、医教部、医疗科、纪律检查委员会、机构办公室等人员组成），负责制定本年度受试者保护体系的内审计划；准备内审工作文件；开展内部审核，提交内审报告；参与制定纠正和预防措施；对纠正的预防措施的完成情况进行跟踪。保证受试者保护体系的质量管理符合受试者保护的相关标准与要求，保证科研过程秉承《赫尔辛基宣言》和《西京工作人员科研不端行为管理制度》，切实真实客观评价新药、新器械、新诊疗手段的安全性和有效性

诚信学术，得失寸心知
——我们的科研成长之路

中国医学科学院药物研究所　李旭光

古语道："文章千古事，得失寸心知"，人生在世，若想有所成离不开诚信二字。科研学术诚信亦是如此。科研诚信教育是科研诚信建设的关键环节。科研诚信教育的基本目标是使教育者在科学精神的指导下，依据科研诚信理论和规范，运用科学的方法获取客观知识，促使受教育者认知、内化、形成和发展科研诚信品质的过程。科研诚信教育，对于青年学生和科技人员克服急功近利的心态、追求真理，树立诚信做人的价值观，保障我国科技教育事业的健康发展，具有十分重要和深远的意义。

长期以来，广大科研工作者继承优秀的学术研究传统，为我国的科学事业和社会发展做出了巨大贡献，并取得丰硕的科研成果。但在严谨求实的主流学风之下，近年来仍有不遵守基

本学术道德规范的事件被曝光，如在课题设计、公布科研成果、数据资料的采集与分析等违背学术活动公序良俗的行为。为得到自己预设的结果而伪造、篡改研究数据和资料；在专著或论文中抄袭、剽窃他人的文字或学术思想；侵占他人劳动成果，侵犯知识产权，以及有严重的学术失范现象。对于科研事业而言，这些行为将直接影响科学的繁荣发展，背离了科学精神，也极大地影响了正常的学术氛围，不仅损害了科研工作者的学术声誉，也将严重浪费科研资源，进而影响社会大众对于科研事业的尊重与信任。

科研诚信建设已经成为政府及其管理部门、科研机构、社会大众的共同使命。进一步加强科研诚信建设，首先要营造诚实守信的良好科研环境，营造坚守底线和严格自律的科研氛围。其次，高校和科研机构应加强在科研诚信方面的引导与管理。加强对本机构科研诚信状况的评估和监测，建立与外部环境相适应并符合自身特点的科研诚信制度和条例。三是要强化科研人员的责任意识。不仅体现在对同行和科学共同体要负责，而且也要对社会和科学事业资助者负责，做到诚实、精确、客观、高效。最后，争取社会各方面的支持和监督。利用现代技术手段曝光科研不端行为，震慑潜在造假者，净化学术环境。逐步探索出治理科研不端行为的有效解决策略和方案。

社会学家哈贝马斯在谈到人类的交往行动时曾提出“三条原则”，即陈述的内容必须是真实的，说话者是真诚的，话语应当是符合社会规范的。这些基本的诚信要求，不仅是人类交往的必要前提，也是科研活动的必要条件。作为研究生，我们要遵守学术规范、重品行、讲修养；今后作为一名科研工作者，应当讲求治学精神、治学态度，要有求真务实的信念，更要追求卓越与创新；为建设国家、造福人类身体力行、坚持不懈。

诚信——科研的指明灯

内蒙古医科大学新药安全评价研究中心　钱新宇 王娜

高尔基曾经说过：“人类最不道德处，是不诚实与怯懦。”所以做人一定要诚信。做人如此，做科研更应如此。但屡次被报道的学术造假、学术抄袭，让本应该受人尊敬的领域受到了极大的质疑和抹黑。这也给当下我们正在做科研的年轻人敲响了警钟，现在我们受到的诱惑、利益远远高于前辈们，但我们不应该因为一己私利丢掉自己的心，年轻一辈的我们，应把诚信放在做人、做科研的第一步。这样我们才能对得起自己，对得起我们的科研梦。

科研诚信建设离不开良好的科研环境，既包括政策环境，也包括文化环境，两者间是互动的关系。文化环境是科研人员潜心科研的基本。只有文化环境良好，整个学术环境干净、透明，科研人员才能因为良好的科研之风，而更愿意为科研奉献。在当下，严肃责任追究，树立良好科研环境是我们每一个科研人员的责任和义务，科研环境良好，也是科研工作者共同的愿望。政策环境是科研诚信的基石。完善前端治理和后端处理制度，让科研诚信常态化。国家应出台相应政策与法规，严厉打击学术造假和学术不端的行为，从根本上杜绝科研的不正之风。近日，中共中央办公厅、国务院办公厅印发《关于进一步加强科研诚信建设的若干意见》，对进一步推进科研诚信制度化建设等做出部署，是科研环境在政策环境方面的有力保障。我们应让失信者寸步难行。

为了改变我国长期以来的科研不诚信行为，我建议采取以下几方面的措施。

1. 加强科研诚信教育

要将科学道德及其科研伦理教育列入大学和研究生必修课程，使当代大学生从学生时代就养成恪守学术诚信的习惯，培养他们的科学精神和科学道德，掌握科学思想和科学方法。

2. 加大惩治学术造假行为的力度

对不诚信行为的惩罚必须是及时和公开的，最大限度地减少不诚信行为的获益和不良影响的扩大，这将益于科研成果创新，利于营造诚实守信的氛围。使真正的科研工作者感受到国家对于学术造假行为的惩处绝不是纸上谈兵，是切实保护科研工作者、维护良好的科研环境的手段。

3. 合理分配科研资源

科研资源分配合理，使科研项目落到科研工作者手中而不是有权的人手里，科研工作者会把科研经费投入到科研项目中而非落入私人的口袋。这将从根本上杜绝学术造假。

诚信，每一位科研工作者的基础，在诚信之上的科研也才是有意义的。让我们共同维护科研环境的和谐。

从加强科技期刊建设力度角度谈科研诚信建设

中国医学科学院药物研究所　任利文

科研诚信建设是一项长期性、系统性的工程，必须常抓不懈。科研管理过程中既要加强科研诚信、职业道德和行为规范的教育，又要重视科研评价、职称晋升及科研诚信档案等制度建设。同时，也需要不断完善监管机制和加大惩处力度。

由多部委联合于 2015 年 11 月发布的《关于准确把握科技期刊在学术评价中作用的若干意见》指出：科技期刊是科技工作者原创成果的发表平台，是科技工作者的科研成果被同行认可、学术认定和社会认同的重要途径，应该充分发挥科技期刊在学术评价及抵制学术不端行为中的作用和影响。

众所周知，可证伪性、可重复性是评估科研工作价值的基本要求。针对这一特点，建议期刊逐步建立健全科研成果数据公开机制，将实验过程、实验数据公开，如在提交论文投稿时，必须同时递交相应地实验流程及数据以供期刊编辑审查，并接受广大科研同行监督。逐步将数据公开制度与同行评议制度设计互为补充的科研审查机制，通过一套组合拳有效杜绝诸如科研数据造假等学术不端行为。

审稿是评价科研论文质量的核心，也是专业期刊防范学术不端的重要手段。无论是主体性策划定制的论文，还是自发来稿，都要经过审稿环节，对其质量进行检查和评价，以决定是否采用、刊登。建议选择审稿专家的原则是尽量避开与作者同单位、同部门的审稿人，对于作者推荐的审稿人进行严格的资质审查，并且全部实行“双盲”审稿，从一定程度上提高同行评议结果的可信度。某些审稿专家由于科研任务较重，或者审稿态度不认真，也会导致一些低质量稿件被接受，因此培养和建设一批高质量、职业化的期刊编辑队伍，也是把关审稿环节的重要课题。

专业期刊还应积极接受管理部门和学术共同体的监督。如仍有一些学术不端论文被发现，专业期刊应在认真认定后，果断予以更正或撤销，以图补救和警示。建立评刊机制和完善论文更正和撤销机制。科技期刊应对科研不端行为零容忍，建设完善严重失信行为记录信息系统，对于发现的严重科研失信论文作者，在一定期限、一定范围内，期刊拒绝接收相关人员的任何稿件。同时，推进科研信用与其他期刊诚信信息共享，对严重科研失信论文作者实施联合惩戒。

学术不端行为是世界性的，并非中国独有，因此不必妄自菲薄，但从处罚力度来看，中国还稍有欠缺。学术不端事件的不断出现，影响了中国科技界在国际上的声誉，破坏了科研工作的良好生态环境，因此需要健全相关法制法规，完善科研评价体系，同时要对科学研究者进行科研诚信教育。本文仅从科技期刊的建设角度，浅谈科研诚信建设的几点意见，以上观点是自己不成熟的一些看法，不当之处请大家批评指正。

论科研道德

中国医学科学院药物研究所　王丹姝

从日本的小保方晴子造假案到河北科技大学韩某某罗生门事件，学术不端行为愈来愈受到政府和社会各界的关注。2018年10月14日，前哈佛医学院教授、再生医学研究中心主任论文被撤回，将科研道德问题推到了风口浪尖之上。从现象上来看，学术不端包括剽窃、篡改和捏造数据等行为，究其本质而言，是人的基本价值观问题和道德问题。科研道德，或者说学术伦理，属于社会科学范畴，应基于哲学作为一门独立的研究领域加以研究。

当前，如何提高学术界整体科研素养和学术道德成为我国科学技术发展亟需解决的一个问题。学术不端不仅会严重阻碍一个国家科研水平的提高，更会威胁到一个国家在国际社会的竞争力和影响力。当前我国科研水平普遍低于发达国家科研水平，如我国作为第二大经济体，到目前为止还没有一个属于自己的世界级期刊；在高科技领域处处受人掣肘，如中兴事件在“厉害了我的国”这样的浮夸风背景下显得尤为刺眼，一瞬间，芯片又成了社会所关注的话题。国家亟待人才去真正的提高我国科技水平，在这样的历史背景下，学术不端行为应作为头等问题加以解决。在我看来，这样的现象究其本质，是当前大部分科研人员对学术伦理没有一个正确的认识、学术界缺乏长效监管机制所致。此外，社会整体价值观的下滑和不合理的科研水准评价体系是两大促因。针对学术伦理方面的问题，我有如下三点建议。

1. 构建学术伦理体系

如何构建学术伦理体系是当前社会科学研究的一个重要领域，而如何正确认识学术伦理是这个领域首先应当解决和回答的问题。我认为，应从道德和法律两方面来看待学术伦理问题。只有当正确回答这个问题，我们才能有效地建立起学术伦理体系。体系一旦建立，应当作为科研人员的必修课程，在本科生、研究生入学阶段进行普及。

2. 建立长期有效的监管机制

这一层面需要政府出台相应政策和办法，各科研机构和单位作为主体加以落实，在落实过程中应建立起相应的行政机构。如同医院、科研院所的伦理调查委员会或我党的纪律检查委员会，在学术伦理监察方面，也需要成立一个独立的调查机构。这个调查机构可以是问题导向型的，也可以是常设机构，二者需进行实践确定哪一个才是行之有效的监察机构。

3. 营造风清气正的社会风气

当前，浮躁和焦虑感充斥着整个社会，社会整体道德水准下滑，价值观导向不正。社会风气不正导致了诸多社会问题，例如割肾求 iPhone、宝马女、扶老人被讹诈、范某某阴阳合同案等，在这些社会问题中不乏一些“高等知识分子”，例如前段时间的高铁坐霸和拦动车的女教师。社会不良风气也在影响和渗透着科研生活和学术圈，抄袭造假无一不是为求名利二字。营造风清气正的社会风气，需要结合共产党提出的社会主义核心价值观，在日常生活中加以引导和宣传，从舆论、宣传、法规、司法几个角度加以纠正。当一个国家的人民对公平正义、诚信友善都持嗤之以鼻的态度时，这将对这个国家的司法、经济和文化生活产生巨大的冲击，需要反思的不仅仅是我们，更是政府，更是我们的执法者。

合理的科研水准评价体系对整个学术界都会有一个价值导向的潜在作用。正确评价一个科研人员的学术能力，需要对学术能力的质量属性有一个基本的认识。当前，学术能力和发什么样的文章是直接挂钩的，这就催生了很多抄袭造假现象。学术科研工作的质量评价，不同于制造业，也不同于服务业，应当作为一个独立的体系进行研究，不能简单地把科研水平和文章水平画等号。

综上所述，构建风清气正的学术氛围，需要每个科研人员、各个科研组织和政府共同努力。

新形势下医学生恪守诚信规范的重要性及保障机制

杭州师范大学医学院　王羽茜 李成檀

近年来，学术诚信问题已引起世界各国的普遍关注。2018年5月中共中央办公厅和国务院办公厅印发了《关于进一步加强科研诚信建设的若干意见》。在此基础上，中国药理学会认真落实中共中央和国务院指示精神，开展科研诚信主题征文活动，对增强药理学会会员诚信意识，打造医学科学研究诚信建设新格局具有重要的理论和实践意义。

一、医学研究关系人民健康和生命安全

研究生是医学科学研究的主要力量和未来医学事业发展的后备人才。医学科学与人民身体健康及生命安全息息相关。学科的特殊性要求医学生在掌握扎实专业知识技能的同时必须具备诚实守信的道德准则。而且，随着社会经济和科学技术的不断发展，对医学科研人员诚信素质和职业道德要求越来越高。但是，近年国内医学院校和科研院所时有发生的学术不端及违法违规行为，以及2018年10月报告的前哈佛医学院再生医学中心主任教授31篇论文涉嫌伪造和篡改数据事件，严重破坏了医学科研的生态环境，给医学教育带来了很大的负面影响。因此，为保障医学科学事业健康可持续发展，在医学高校师生，

特别是研究生中弘扬科学精神，倡导恪守职业道德与行为规范，预防急功近利和浮躁浮夸不正思想，端正学术风气刻不容缓。

二、新时期医学生恪守诚信规范的保障机制

医学院校研究生学习过程时间紧、任务重、压力大。在科研实践中我们深刻体会到，大到研究课题选定及技术路线设计，小到一个疾病模型制作、药物剂量确定或一个目标蛋白检测，都需要经过不断地摸索和调整，需要经历许多困难和挫折的考验。诚信自律缺失就容易导致不规范行为的逐渐产生。为促进新时期医学生诚信养成，需要学校完善的科研诚信管理制度、全方位的医学职业道德和学术诚信教育以及导师引领管理三个环节相互补充相互促进，使诚信教育管理覆盖研究生培养全过程（图 1）。

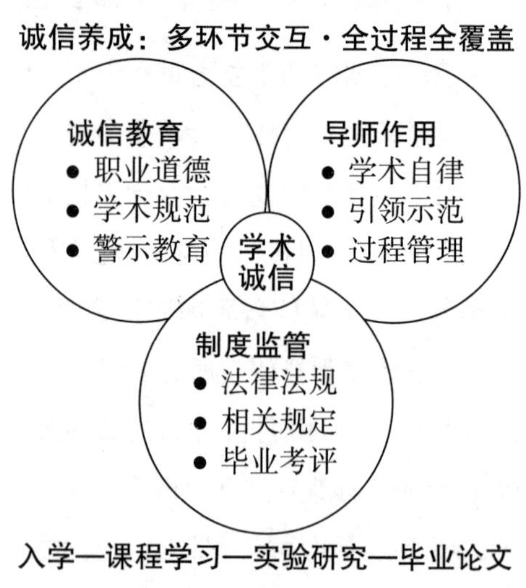

图 1　新时期医学生恪守诚信规范的保障机制

1. 以制度监管为基础

为全面贯彻中共中央和国务院指示精神，学校科研和研究生处不断完善科研诚信的各项规章制度、研究生毕业论文查重检测及评奖网上公示制度等，对于警示、辨识以及惩治学术不端行为，加强科研活动全流程管理提供了坚实基础。

2. 以教育为中心环节

在制度监管基础上，教育是诚信培养不可或缺的中心环节。要以学术规范专题教育和课程教育为重点，以国内外实际案例剖析为警示，同时，不断改革与创新教育内容与形式，将医学职业道德培养及科研诚信建设纳入多种形式的学生日常教育活动中，正面引导学生树立求实创新的优良学风，使诚信教育贯穿研究生入学、课程学习、科研实验以及毕业论文全过程。

3. 以导师管理为支撑

在研究生学习中，导师是研究生科技创新和学术道德培养的主要管理者。导师对科学精神与学术自律的重视程度及落实执行在学生学术规范培养中起着至关重要的引领示范作用。实验室积极向上的学术氛围以及导师对研究生学习过程的监督管理，是学生恪守诚信规范保障机制的重要支撑。

三、结语

医学生从事保护人民生命健康的崇高事业，任重而道远。

在今后的学习工作中，我们将认真学习中共中央和国务院指示精神，拥护中国药理学会科研诚信的倡导，严谨求学，恪守规范，坚定学术诚信意志，不断提高医学职业道德修养及创新实践能力，争取为医学科学事业发展和人民生命健康做出自己的一份贡献。

主要参考文献：

［1］雷晓锋，王文文，冯蓉，等．高校研究生科研诚信教育的多维审视和途径分析［J］．思想教育研究，2014，6（237）：80–82.

［2］王开杰，陈豆豆，袁博伟，等．关于加强医学研究生科研诚信的思考［J］．中国医学高等教育，2017，（10）：122–123.

我国科研诚信问题及解决路径之我见

北京大学基础医学院药理学系　许悦

孔子曰：“人而无信，不知其可也”，《左传》云：“信，国之宝也”。诚信是中华民族的传统美德，是立身之本，是治国之宝。古有商鞅变法，立木为信，建立威信。千百年来，诚信一直受到人们的自觉遵守和推崇。

科技创新是国家命运所系，是发展大势所趋。而科研诚信则是科技创新的基石，是实施创新驱动发展战略、实现世界科技强国目标的重要基础。落实到个体而言，对于每一个从事科学研究工作的科研人员，科研诚信是需要遵守的最基本原则，是从事一切科研活动的前提。失去了科研诚信，个人的学术成果将不再是一种科学，科研环境也将被污染，国家的科技创新也将受到严重损害。近年来，我国科研诚信建设在工作机制、制度规范、教育引导、监督惩戒等方面取得了显著成效，但整体上仍存在短板和薄弱环节，违背科研诚信要求的行为时有发生。

例如，2017 年 4 月，国际著名出版商施普林格出版集团（Springer Group）宣布，撤销该集团旗下学术期刊《肿瘤生物学》（Tumor Biology）2012~2016 年间发表的 107 篇论文。施普林格表示，有确凿的证据表明这些文章涉嫌同行评审造假，且被撤 107 篇论文的作者全部来自中国。据称，“此次撤稿的规模之大，创下国外学术期刊单次撤稿量、中国学者遭集体撤稿总量等多项纪录”。此外，英国现代生物出版集团、爱思维尔集团等国际出版集团先后大规模撤销中国学者发表的论文，且同样是因为涉嫌同行评审造假。这不仅表明了学术不端行为的长期存在，而且揭露了学术不端行为的新动态。

如此严重的科研诚信缺失现象，引发了社会和学术界的广泛深刻思考。据了解，撤稿事件中的涉案作者大多为临床医生，究其学术不端的原因大多是以论文发表衡量临床医生水平和价值的评价制度下，医生群体不仅需要临床诊疗服务，还需要花费大量的时间为论文发表进行科学研究，导致这些涉事医生“铤而走险”。但是，学术不端不能仅仅把原因归结于评价制度的不足。首先，发生学术不端的学者就应该受到相应的惩罚，国家应建立健全严格的科研失信行为惩处制度，探索建立科研严重失信行为记录制度，并且监管科研诚信工作机制有效运行。同时，需要进一步加强学术规范的培训和教育工作，继续弘扬科学精神，巩固全社会的诚信基础。重视开展科研诚信规范教育。通过“预防为先，惩罚为后”的治理理念推进科研诚信教育，设立科研诚信课程，将科研诚信规范教育作为大学教育的重要组成部分。

另外，有关现行科研评价和激励机制的讨论和批评不绝于耳，在各个单位，不论是晋升还是绩效考核，都会把专利、发表文章、文章的引用数和文章所发表杂志的影响因子作为标准。科研评价体系应该逐渐脱离唯论文至上的标准，应该进一步改进科学评价体系，建立健全创新激励机制，对科研失败更加宽容，从多个角度评价科研人员的成果和贡献，这需要全社会达成共识，也将是一个漫长的过程。但我们坚信，在党和国家的领导下，以习近平新时代中国特色社会主义思想为指导，落实党中央、国务院关于社会信用体系建设的总体要求，我国的科研环境必将越来越好。

点点滴滴，践行诚信科研

军事科学院军事医学研究院毒物药物研究所　姚俊祺

人无信不立。诚信是做人的根本，也是做科研的根本。

千百年来，中华民族以诚信作为基本的道德规范，是对自身的基本要求。爱国、敬业、诚信、友善的社会主义核心价值观里，诚信在现今是个人层面提倡的四条基本价值观之一。作为科研工作者，如何践行诚信科研？

其一，掌握实验原理，规范基本操作。对于实验人员来说，熟知实验原理，熟悉实验操作是最基本的素养。掌握实验原理是科研人员进行有意义的实验的前提，透彻的理解能够帮助实验人员更好地操作。实验的规范操作是实验数据真实有效的保障，是对实验经费的负责。不规范的操作是对实验过程的不负责，对个人时间、个人精力的无谓消耗，是对科研经费、国家资源的无端浪费。初学者可以在较短的时间内了解实验原理，能够规范操作通常需要他人带教以及一段时间的系统练习。让初学者在没有带教人员的情况下独自开展大量的复杂实验难以保证实验数据的真实有效，非常容易出现假阳性、假阴性、批量无效结果等现象，何谈科研诚信之说？这种非主观恶意造成的假数据可以算是猪一般的队友。

其二，善于团结协作，客观记录数据。许多实验需要两位及以上实验人员一起合作完成，离不开团结协作，比如行为学实验单盲双盲的需要，动物手术操作的主次需要，实验人员互相监督及二次确认的需要。实验项目的进行不是一个人单枪匹马单打独斗或者闭门造车的过程，而是团队人员齐心协力的果实。实验数据的记录应当及时客观准确，写的是实验记录，不是实验回忆录，两三个月凭记忆写出的实验记录如何确保实验数据的真实客观有效？所谓的科研诚信更是无稽之谈。

其三，尊重实验结果，守住诚信底线。实验数据分析出的实验结果与预期设计不符甚至相反的情况时有发生，遇到这样的情况万万不能为了交差而篡改实验数据，凭空捏造数据更是要坚决杜绝。要守住科研诚信底线，做到有所为有所不为。

其身正，不令而行，其身不正，虽令不从。如果老师的品行端正诚信科研，学生耳濡目染自然而然就会在科研中践行诚信的品格，对老师指定的研究内容保持执行力，对研究结果保持好奇心。作为老师，只有自己做到诚信科研，才能要求他人诚信科研。

关于科研道德建设的思考

中国医学科学院药物所 周启蒙

近年来，科研诚信、科学道德、学风建设、科技伦理等概念仿佛电子产品换代更新一般，一次次的暴露在公众的视线中，让相对陌生的研究和人物也进入了大众茶余饭后的谈资中。但是，作为候补的科研工作者，我对于这些问题也有些许想法与思考。

既然谈到这些概念，那我们首先需要理解它们的定义与内涵，否则后面的讨论会出现一系列的偏差与根本的分歧。个人以为上述概念中归纳的主要概念有二：科研与道德，科研即是科学研究，限定了这一论题的范围；道德则是人与人、人与环境间相互关系的原则与规范。总之，科研道德是进行科学研究的人应当遵循的道德准则。明确了的定义，才好继续探讨现有科研道德相对缺失以及长效建设的可能方法。

明确了定义之后，再来讨论一下科研道德现状产生的潜在原因。个人以为可以粗略从以下几个方面发散思考：科研道德定义与教育的缺失、人类思维惯性与自身道德水平对抗的平衡、现实监督评价机制与导向不完善的后果三方面。

科研道德教育定义及经历缺失最好理解，无论是儿童还是成人，个人相信道德绝大多数都是后天习得的准则，而作为子集的科研道德更是如此。这一点通过制定相关道德准则、加强相关教育便很有可能有效解决。协和医学院开设的科研诚信与道德建设课程正是良好的尝试与努力，自己通过这一课程的学习对学术不端行为的定义与常见误区也有了一些了解，获益颇多。

而第二点则是人类自古以来的难题，任何时期都有道德高尚之人，也有品行低劣的宵小之辈。法律作为维持社会稳定的底线约束，无疑有着最强制的效力，但如果将道德问题全部上升到法律级别，又有着苛法的问题，所以通常只能通过奖惩、舆论引导道德标准。同时，随着时代的发展，道德标准也是不断进化与适应的，这为彻底解决问题又设置了更大的困难。现阶段来看，加强对学术不端事件的曝光、处罚以及跟进报道，加强基础道德水平的建设都是有效可行的办法，也正是如此，韩某某事件、李某某事件之类的才会获得大众关注的热度，虽然还存在不少问题，但目标和出发点都是向好的方向努力的。

最后则是一直存在争议的社会监督评价机制与导向，比如唯期刊论文的影响因子、数量等指标进行现实生活的指导，虽然这种做法近年来一直被批判，但一时又找不到有效可行的替代方案，这一问题也深深困扰着相关科研工作者。但是虽然存在这些问题，也不能成为科研道德行为不端的原因，而每次都是在有重大利益纷争时暴露出这些问题，更反映了这一方面的缺失对道德建设的考验与挑战。

总之，加强相关教育体系的建设、提高相关人员的道德水平、完善配套的监督评价体系建设，都是科研道德建设路上不可缺少的条件。相信如果能一步步进行调整与改善，有朝一日，中国会变成真正意义上的科研强国，而不再是沉醉于表面上的论文发表总量第一这种头衔的可悲的状态。到那时，相信所有的科研工作者都会为自己的工作感到骄傲与自豪！

曝光问题便是愿意踏出解决问题的第一步

军事科学院军事医学研究院毒物药物研究所　朱明好

“差之毫厘，谬以千里。”学术研究本就是极为严谨之事，更加无法容忍科研不诚信以及学术不端行为的存在。近年来，科研学术的诚信问题逐渐受到了社会各界的广泛关注，尤其四大国际出版集体撤稿中国学者百余篇学术论文的事件，给中国的国际学术声誉带来了严重影响，也给国内学术界敲响了警钟。从近期新闻报道来看，很显然学术不端的问题已经渗透学术领域的各个阶层，而不仅仅是某个机构抑或某个层次的特有问题了，其中作为学术研究发祥地的各大高校的抄袭或者虚报学术成果的案例更是屡见不鲜。

暂且撇开学术不谈，诚信乃人立足之本，“是故诚者，天之道也；思诚者，人之道也”，诚信是一个人最重要的品质。所谓“大学之道，在明明德，在新民，在止于至善。若论其目，则格物，致知、诚意、正心、修身，属明明德”，大学作为高等教育的场所，培养学生知识技能的同时更加要突出学生个人品质的培养，出现导师辅助学生弄虚作假，一个团队几个学生论文相似的情况更是不该。学校的诚信教育，老师的以身作则、为人师表都是学生能否在学术道路上坚持正确道路的关键影响因素，最初的信念和习惯养成在学术道路上影响深远，大学培养的是学术人才，更是学术界的未来和希望，试问连对自己所做研究和事业都无法实事求是的人该如何扛起一个民族的希望与未来。

除诚信教育问题外，各高校博士、硕士研究生就读期间以发表论文数量来衡量学术研究水平高低的普遍现象更是反映了学术评估量化结果指标的弊端，同时也增加了学生间不必要的竞争，给了学生错误的导向，使学生最终忽略了研究中最核心的学术精神。

对于大面积曝光的学术失信问题，国家发改委、科技部等部门已于 2018 年 11 月 9 日联合对外发布《关于对科研领域相关失信责任主体实施联合惩戒的合作备忘录》，科研领域失信行为责任主体将面临 43 项联合惩戒，包括一定期限内或终身取消中国科学院、中国工程院院士提名及推荐资格、院士被提名及推荐资格。依法限制招录为公务员或事业单位工作人员。

对于失信问题，惩戒不失为一种维护学术研究诚信神圣不可侵犯的有效措施。但接下来如何完善人才评价机构以及致力推进良好的学术氛围形成才是当下工作的重中之重。此次学术失信案例的集体曝光并不意味着新问题的出现，而是之前曝光过但缺少公众关注度，抑或是发生的问题没有公开透明地曝光。无论从哪点来看都是值得高兴的事，一方面公众对学术界的关注度变高，另一方面不论是主流媒体还是高校本身愿意开诚布公，都是一大进步。

不是问题的存在引起了问题的曝光，而是问题的曝光让我们发现了问题的存在，发现并曝光问题便是愿意踏出解决问题的第一步。

浅谈“科研诚信”

福建省肿瘤医院药剂科　陈婷

杰出的军事领袖蔡锷将军说过：“惟诚可以破天下之伪，惟实可以破天下之虚。”治国需要诚信，科研同样需要诚信。诚信，是科学家遵循的首要道德准则，是科学研究的生命所在，离开了科研诚信，科研成果就会受到质疑，科研创新就无从谈起。近几年，科研诚信遭遇了极大危机，生物医学领域尤为显著。2001 年和 2003 年，哈佛大学某终身教授分别在《自然》和《细胞》上发文称，有一种叫 c-kit 细胞的干细胞可分化成心肌细胞，用于修复心脏，其造假持续时间长达17年。2014年，日本某细胞生物学女研究员及其研究团队在《自然》上发文称，他们把体细胞放入弱酸性溶液中并施加刺激，成功培育出能分化为多种细胞的STAP“万能细胞”。2016年，河北科技大学的韩某某团队在《自然·生物技术》上发文称，格氏嗜盐碱杆菌中的蛋白质NgAgo具有核酸内切酶活性，能够被利用到基因编辑中，成为一种DNA引导的基因组编辑工具。这些均是发表在世界顶级学术期刊上的重磅级的研究成果，影响重大，随即却被发现无法重复实验，存在篡改、伪造结果等造假情况，这让许多国家投入的大量人力、物力、财力全部付诸东流，造成巨大的浪费。可见，加强生物医药领域的科研诚信建设至关重要，作为一名医务人员，我觉得可从以下几方面着手。

1、加强科研诚信教育，正确引导

将科研诚信纳入医院的常规培训目录，通过定期学习教材、举办讲座、讨论案例等措施，让科研诚信理念根植于我们每一个医务人员脑海中，从而有效规避不管是缺乏意识的无意犯错，抑或是利益驱动，缺乏意志力的主动犯错。

2、建立科研诚信档案，设立相应部门，进行专业化管理

在医院成立科研诚信管理机构，由专业的人员定期进行监督管理，并为每一个科研人员建立科研诚信档案，对科研诚信评价高的人员采取相应的激励措施，对学术不端行为严惩不贷，没收原有一切奖励，并将其计入个人诚信档案，终身跟随。

3、完善职称聘任机制，源头上杜绝学术不端

据调查，超过半数的医务人员认为科研是晋升的需要，只有 1/3 的人认为科研是解决临床的需要，这与医院中很多的工作无法在职称聘任中量化体现，职称聘任条件的制定与导向单一有关，很大程度上造成医务人员不愿意去搞科研。因此，建立不同类别的职称聘任标准很重要，可从源头上遏止学术不端行为，充分体现所有医务人员的自身价值。

“人无信则不立，国无信则不强”，科研诚信建设任重而道远！作为医务人员，希望我们每个人都能补足精神之钙，筑牢思想之魂，为医院、为医药领域的发展助力！

科学需要更多反对的声音

军事科学院军事医学研究院毒物药物研究所　韩露

2018 年 10 月 15 日，哈佛医学院解雇“心肌干细胞”研究领域的著名专家，哈佛终身教授比罗·安韦萨，撤稿其 31 篇涉嫌造假的论文，国内外研究领域一片哗然。从 2001 年比罗·安韦萨及其团队发表论文，提出心肌干细胞的概念以来，近二十年的时间里，其由“心肌干细胞”申请了高达五千万美金的基金资助，同时引导了包括中国在内的全球科学家的跟踪研究，投入的人力、物力不可胜数，对社会资源造成了极大的浪费，对学科发展造成了极大的阻碍。比罗·安韦萨枉顾科研道德，通过伪造和篡改实验数据，发表了大量误导性的学术论文，为自身谋取利益，对科学界造成了极其恶劣的影响。比罗·安韦萨之流固然可恶可气，可是一个人的科研诚信出了问题，竟能对全球的科学界造成如此巨大和严重的影响，不得不让我们反思，我们的科学到底出了什么问题？

真理与权威的对抗伴随着整个人类科学发展的历史进程。在科学研究萌芽起步的希腊时期，古希腊著名的数学家、哲学家毕达哥拉斯创建了毕达哥拉斯学派，并提出了一系列对数学研究有深远影响的研究成果。其学派成员希帕索斯因发现了无理数的存在，并试图将该发现进行传播，动摇了毕达哥拉斯“万物皆数”的理论基础，引起了毕达哥拉斯的恐慌，被毕达哥拉斯派人追杀，溺死于地中海。而近代以来宣传日心说的乔尔丹诺·布鲁诺，近代实验科学奠基人伽利略，现代解剖学奠基人比利时医生安德烈·维萨里，发现了血液循环的英国医生威廉·哈维，无不因反对学术权威和宗教教义受到迫害，甚至付出生命。而正是科学前辈们不畏权威、不怕牺牲、坚持真理、勇于抗争的精神，为如今的人类赢来了空前的科学大发展，并带来了高度繁荣的社会。

前事不忘，后事之师。真理与权威斗争的黑暗历史为现在的科学家赢得了更加自由宽松的科研环境。虽然现在的科学家不必为捍卫真理而牺牲生命，但为个人利益弄虚作假，败坏科研风气的人仍然存在并威胁真理。科学研究，尤其医学研究领域中的造假都可能误导实践，造成严重的，甚至危害千万人生命的恶劣后果。如 2011 年 11 月被荷兰伊拉斯谟医学中心解雇的荷兰著名的心血管专家的学术造假影响了欧洲临床指南的制定，导致了数十万患者无谓的死亡。学术造假对人类性命的剥夺堪比惨绝人寰的大屠杀，而面对这样的结果，每一个相关研究人员的沉默，都是对大屠杀的纵容。

每一名科研人员都有机会阻止这样的惨剧，每一名科研人员都有义务公布自己发现的真相。面对为真理献出生命的科研前辈以及被科研不端剥夺健康的受害者，我们怎可畏惧强权，怎敢枉顾真理？让我们用严谨求实的思想武装自己，以坚实可信的研究证据捍卫真理。让严谨求实的风，吹走学术造假的霾。

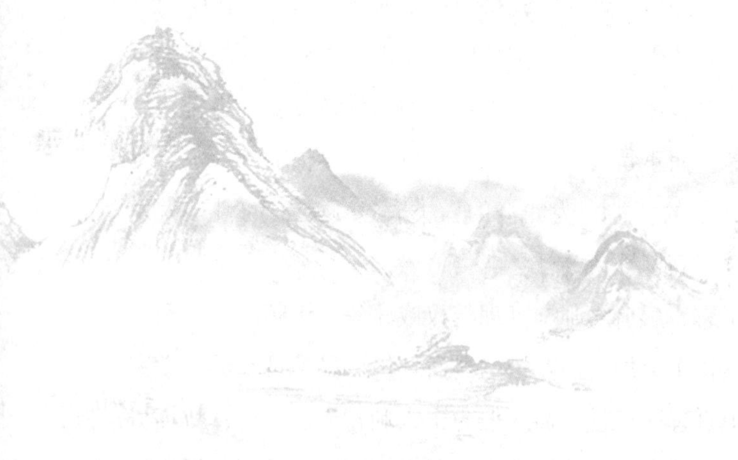

热点聚焦，深刻反思

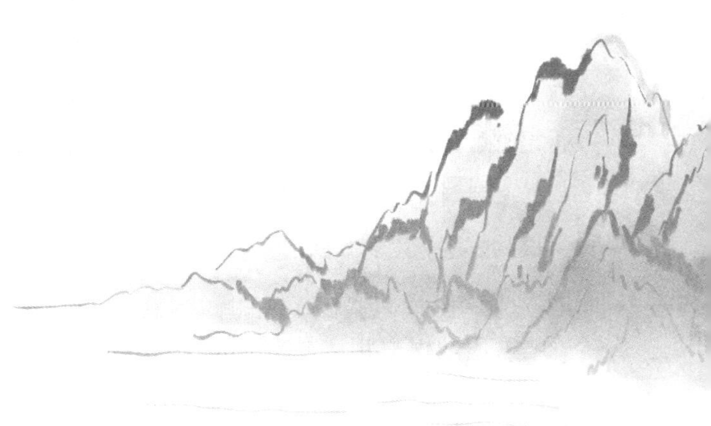

“基因编辑婴儿”事件的感想与启示

北京大学基础医学院药理学系　陈宇

近日，南方科技大学副教授贺某某团队使用基因编辑技术（CRISPR-Cas9 基因编辑技术）把一对婴儿的基因进行了人为修饰，从而达到“天然抵抗艾滋病”的目的。

这是一个可怕而令人震惊的消息，这是因为基因编辑胚胎建立妊娠发育行为在许多国家都是明文规定违法行为，这跟这项技术的局限性有关——脱靶的不确定性，可能会作用到其他的基因。

对于此类事件的发生，我有如下感想与启示。

法律和伦理监管的重大失误。从现行的体制来说，临床实验的开展必须经过相关医学伦理委员会的批准。可是，面对涉及人类生殖和基因改变的重大研究，高等院校及医院的批准是否足够，建议在开展重大临床研究实验，需要请示国家有关部门，必要时成立专门的讨论小组，从行政权力的角度避免此类事件的发生，对科研进行约束，保证其不偏离轨道，向着正确的方向发展。

基因编辑婴儿是否真正可以解决实际问题，还是画蛇添足。贺某某团队的研究其实是为了解决携带有艾滋病病毒夫妻的后代问题，即避免子女也感染上艾滋病病毒并形成后天免疫的问题。但是会有很多不确定因素：CRISPR-Cas9 基因编辑技术的靶基因是 CCR5，但是由于存在一定概率的脱靶效应，这可能导致两个新生儿其他的基因被改写，而不是 CCR5，给两个新生儿的成长和发育带来了诸多的不确定性和危险，甚至导致婴儿的死亡；另一方面，艾滋病病毒夫妻的后代问题，目前已有多种医学办法可以解决，让他们拥有一个健康的孩子，且通过后天合理的照顾方式也可以预防艾滋病病毒的感染，CRISPR-Cas9 基因编辑技术所能实现的功能并没有超出目前的治疗方式，反而带来了一定的风险和不确定性，这对经过基因编辑技术的婴儿本身、家庭和社会是一种极大的挑战和危害。

科学家的素养和道德。CRISPR-Cas9 基因编辑技术对于世界上的科学家来说其实并不困难，这是因为 CRISPR-Cas9 技术的研究和应用已有数年之久，但是全球的生物医学科学家们不轻易尝试的原因就是因为脱靶效应的存在，这将有可能损害婴儿的生命安全，这就提示科学家在进行科学研究时，不应急功近利，追求噱头，而应脚踏实地，对已有的结论反复推敲验证，并给出具体的应用条件，循序渐进地推动科技进步，以期造福于人类社会。

综上所述，科学技术是一把双刃剑，社会各方应为创造人类的幸福提供空前无限的能力和广阔美好的前景共同努力。个人要严格树立自律意识，心系社会，合理运用科学技术；相关管理机构要严格审查科研研究的临床试验，对于重大科技发展和突破试验，要成立专门小组，进行伦理审查和评估，避免类似的事件再次发生。

科研没有捷径

军事科学院军事医学研究院毒物药物研究所　曾菊

当今社会，诚信涉及生活的方方面面，是公民的基本道德规范，是一个人立足于社会的基本要求。而科学研究是科技创新，促使社会发展最重要的支柱，但如今科研领域诚信缺失、学术不端的行为层出不穷，对科研环境乃至整个社会造成了极其恶劣的影响。学术不端的主要问题存在于伪造篡改实验数据、剽窃或侵占他人科研成果、重复发表论文数据，近一段时间大量撤稿事件的频发更是反映出这一问题的严重性。其中，哈佛医学院某终身教授、国际心血管领域顶尖专家的 31 篇论文涉嫌伪造和篡改数据引发了学术界的轰动。在其权威性推动下，全世界有多少机构和研究者致力于心肌干细胞的研究，患者也期望得到治愈的福音，但这一丑闻的暴露，让多少研究者的研究成果乃至整个事业化为一场泡影。我们谴责、痛心之余，也反思，科研人员在追随权威专家的研究的同时，对自己的科学研究应有确凿的、真实可信的数据，以诚实可信的实验数据肯定自己的研究结果，而不是一味的奉权威专家为真理，要具备批判性思维。

科研人员是科技创新的主力军，是离探索真理最近的群体，科研诚信缺失本身便是一种虚伪和欺骗的不道德行为。从曾经引起学术界一片哗然的“韩某某事件”到如今震惊整个世界的“基因编辑婴儿”，科学研究领域的诚信道德问题已经不仅仅是局限在科研领域的小群体事件，更是危害科研工作者及其科研成果的社会形象。恪守科研道德是作为科研工作者的基本素养，保证研究结果的真实可靠性是我们进行科学研究、深入探索自然科学奥秘的根基，当然，建立好的学术评估体系及管理办法对科学研究也是至关重要的。

科学研究是自由的，但也要知其可为而为之，诚信与道德信仰是科技创新的基石，科学研究没有捷径，唯有脚踏实地的努力才能成功。作为科研工作起步阶段的硕士、博士研究生，我们要坚守科研诚信，提高道德底线，保持对知识的敬畏之心，在日常的科研工作中客观真实地记好每一次实验数据，以一颗诚信之心进行科学研究，努力体会施一公院士所说的：从日复一日的重复、无路可走的焦灼，到柳暗花明、灵光乍现的起伏中体会从事科研的幸福感、满足感和成就感。

既为科研人，必做诚信事

北京大学基础医学院药理学系　耿晓强

作为药理学专业的研究生，科学研究是我们在校学习的最为重要的学术活动之一，作为展示和评价研究生科研能力的科研论文，通常决定着研究生是否能够顺利毕业以及对未来的发展产生巨大影响，一篇优秀的论文，往往能够代表研究生突出的学术能力并为其打开通往学术圣殿的大门。因此，发表高质量的研究论文已经成为包括研究生在内的众多科研工作者的追求。

然而，近些年来发生的一系列撤稿事件给了我们诸多警醒——每一起科研不诚信都具有强大的“杀伤力”，其影响之大、后果之重更是科学研究中的“不能承受之痛”。2017 年 4 月，Springer 出版社宣布撤销该集团旗下的《Tumor Biology》2012~2016 年间发表的 107 篇论文，原因是这些文章均涉及同行评审造假行为。更令人吃惊的是，这 107 篇论文的作者均来自中国，在当时引起了国内学术界的轩然大波。此外，从 2014 年日本某科学家发表的万能细胞到 2016 年韩某某的 NgAgo 文章再到 2018 年心肌干细胞研究的造假丑闻，一系列学术不端、科研造假的事件从未休止。

作为以诚信客观为基本原则的科研事业，每一位参与者对同行及其研究结果的信任是现代科技不断进步的基石。如果科研工作者仅仅为了发表高分论文而不择手段，出现伪造数据、篡改实验结果等恶劣行为，如果研究生为了确保按时毕业而草率行事，捏造自己的实验数据、甚至雇佣“枪手”来达到目的，其危害除了个人诚信与名誉的丧失，更会破坏社会对科研工作者群体的信任基础，甚至为“科学”这一神圣的词汇蒙上无法摆脱的阴影。此外，如果科学研究和实验设计以“造假数据”为基础，将会出现严重的方向性错误，甚至会引起大量人力、物力、财力的不必要损失，阻碍了科学的发展，浪费了国家宝贵的科研资源。

“人无信不立，业无信不兴”——每一次实验结果都是对人品的考验，每一篇科研论文都是对诚信的见证，每一项科学研究都是久久为功的成果。作为当代北大医学的研究生群体，作为新时代身肩圆梦重担的青年一代，我们应深刻认识到科研诚信的意义所在，更应在日常的科研工作中守住诚信底线，在平日为人处世之中恪守诚信美德。既为科研人，必做诚信事，施诚信之甘泉，绽科学之繁花。

由“韩某某撤稿事件”所想到的

军事科学院军事医学研究院毒物药物研究所　刘港

2016 年 5 月 2 日，韩某某作为通讯作者在国际顶级期刊《自然·生物技术》杂志上发表了一篇研究成果，即发明了一种新的基因编辑技术——NgAgo-gDNA，向已有的最时兴技术 CRISPR-Cas9 发起了挑战。由此，这项最接近“诺奖”，最有“钱”景的科研成果被推到了风口浪尖，期间沸沸扬扬的情节犹如精彩的好莱坞大片，最终由于多个实验室无法重复出论文的结果，韩某某的论文被杂志撤稿，2018 年 8 月 31 日河北科技大学以“未发现主观造假情况”，收回韩某某已经获得的荣誉称号，科研经费和绩效奖励，勉强将此事件画上了一个句号，留下的是无法说清楚的“一地鸡毛”。

“韩某某撤稿事件”可以说是众多违背科研诚信，学术不端行为的典型代表之一。据报道，截至 2018 年 5 月 31 日，全球共有 15059 篇撤稿，中国学者贡献了 6879 篇（占比

45.68%），几乎是全球每2篇撤稿中就有1篇涉及中国学者，且中国在2010年和2011年均有超过2000篇的撤稿量，并于2011年创下了至今无人打破的世界纪录。这些科研失信行为已经严重侵蚀了我国的科研环境，干扰了我们建设世界科技强国的根基。为什么会发生如此多的科研失信事件？我们该如何避免科研失信呢？以下是我的几点思考。

1. 科研失信能够获得的利益和承担的风险严重不符

韩某某在发表NgAgo-gDNA基因编辑技术的论文之前，可以说是无名之辈，无人知晓。论文发表之后，立即成了新闻界和学术界的网红，很快就获得了河北“最美教师”称号，其就职的河北科大基因编辑技术研究中心获河北省发改委批复的经费超过2亿元的建设工程项目，学校亦投入超过2000万元为该中心采购科研仪器。论文被撤稿后，其处理结果仅仅为取消其获得的荣誉，终止科研项目，收回科研经费和绩效奖励。如此大的获益/风险比，无疑暗中助长了科研失信的风险。

2. 科技人才评价制度与建设科技强国的目标不符

现在，中国在很多方面都缺少领军人才，造成这种情况的原因之一就是人才评价制度的不合理。多年来形成的“唯论文、唯职称、唯学历、唯奖项”的四唯人才评选标准，破坏了学术生态环境，科学家更喜欢去做短平快的选题，尽快发文章、出成果，又拿这个文章去申请更多的项目，拿更多的资金。而真正涉及国家战略发展需要突破的关键、急需的科学问题，需要耗费时间和精力的事情就少有人去做了，即使有人想做，但没有课题，没有资金资助，不多久也会被“饿死”了。

3. 基础科研投入和科研成果转化仍然需要加强

美国制裁中兴通讯，发动全球贸易战，西方国家对华为5G的种种为难等折射出以美国为首的西方国家在科技层面全面遏制中国的态势已经形成，同时也使我们在基础科研方面的短板全面暴露出来。基础科研就如同高楼大厦的地基，地基不稳，就如同将高楼建在沙滩上，无论大厦多么奢华美丽，灰飞烟灭只在顷刻间。仅仅增强基础投入还不够，还需加快科研成果转化，吸引企业资金投入到科研上来，加快产业化，使科研成果能够尽快地为国为民服务，从而形成良性循环，我们的科技强国梦也会早日实现。

屡屡曝光的科研失信事件，为我们敲响了警钟。为改变科技界的现状，首要的是重塑科研环境，改革以“四唯”为标准的人才评价体系，改变人才工程“帽子”满天飞的现象，改善人才培养的机制体制，使科研重新回归到科技之基，最终实现科技强国的建设。

从韩某某事件看科研诚信

中国医学科学院药物研究所　刘金宜

引起人们广泛关注的韩某某事件，终于落下了帷幕。回顾整个过程，2016年韩某某在《Nature Biotechnology》杂志发表了其研究成果，一种新的基因编辑技术——NgAgo-gDNA，随后这项发现被众多媒体炒作为诺奖级的发现，韩某某从一位普通高校的副教授一跃成为科研界的新星，众人膜拜的科学家。然而好景不长，国内外科学家纷纷指出，韩某某 NgAgo 系统的基因组编辑结果无法重复。在经过长达一年多的拉锯战后，《Nature Biotechnology》杂志在 2017 年 8 月撤回了韩某某的文章。而 2018 年 9 月，河北科技大学公布了韩某某团队撤稿论文的调查结果：未发现韩某某团队有主观造假情况。然而，韩某某因为这篇论文得到的种种荣誉，也随之被取消。几天后，有媒体公布了一份韩某某通过代写买卖论文牟利的录音，更引起轩然大波。至此，韩某某被彻底拉下神坛，其学术不端，科学精神缺失已成为定论。

与韩某某相似的事情在日本也曾经发生过。2014 年，日本理化学研究所的某教授在《Nature》发表文章，宣称发现万能细胞，即类似干细胞的多能细胞，引起了科学界的广泛关注。但不到一周，这项研究就被指造假，半年后该研究被《Nature》撤稿。该事件以本人引咎辞职，导师笹井芳树自杀告终，成为 2014 年科学界最大的丑闻。

这造假事件以如此惨烈的方式结尾，反观国内，大部分学术造假皆是不承认、不配合的态度，最终不了了之。造假的成本太低，导致了国内学术不端、科研造假的新闻层出不穷。据艾普蕾全球撤稿数据库显示，自 1927 年全球出现第一起论文撤稿以来，截至 2018 年 5 月 31 日，全球共有 15059 篇撤稿，其中，中国学者贡献了 6879 篇，占 45.68%。中国学者曾创下单日被同一期刊撤稿 107 篇的记录。以上这些皆或多或少为中国科研者在整个学术界带来了不良的影响。科研诚信的缺失，已经不单单是个人诚信的问题，更是关乎中国科研形象的问题。

韩某某事件为广大科研工作者敲响了警钟。什么是科研的底线，便是诚信！不论在各行各业，诚信都是立人之本。而在科研行业，诚信更是重中之重。在升职、毕业的种种压力下，许多科研人员也许会萌生一个念头，只要我编造或者篡改甚至买卖数据，便可以完成一篇文章，达到评职称或者毕业的要求。在或名或利的诱惑下，部分科研人忘记了科研的初衷，走向了造假的道路。也许造假会在短时间内带给你利益，然而科研是一个持续的过程，任何人都不能抱着侥幸的心理，只要蓄意造假，终归会被发现的。

当科学研究成为一种职业后，难免会出现各种功利的因素。然而，作为一名科研工作者，我们更应该意识到，功利只是科研工作的附加价值，追求科学、追求人类社会的进步，才是每一个科研工作者所应该追求的最终目标。作为一名科研工作者，我们应该牢记科研诚信，守住科学的底线，也守住做人的底线。

哈佛学术造假事件有感

军事科学院军事医学研究院毒物药物研究所　路畅

近日学术圈甚至朋友圈最轰动的新闻莫过于哈佛学术造假事件了，事件的主人公是美国的一名心脏病学家，前哈佛医学院教授、再生医学研究中心主任。他的大部分成就都是基于他发现了一种 c-kit 阳性的细胞以及基于此的所有后来看似“越走越远”的研究成果上。17 年来，他主持各种项目 110 个。曾一度被认为开创了心脏干细胞疗法，其本人也曾被视为心脏干细胞研究的开山鼻祖和泰斗。而就是这样一个学术界的“权威”人物，近日却被证实涉嫌伪造与篡改实验数据，累计 31 篇关于心脏干细胞的研究论文被哈佛大学要求撤稿。除去事件本身，更令人惊讶的是，在其研究成果面世并发展的十多年间，学术界虽然有过反对的声音，但基于此学术基础扩展出的新发现和新理论层出不穷。此类事件还有很多，例如 STAP 细胞造假事件、韩国克隆之父造假事件、舍恩事件、国产 CPU“汉芯事件”、韩某某事件等。

学术造假事件层出不穷，归其原因，我认为首先问题还是在于学者自身。“人无信不立，业无信不兴”。诚信是人的立身之本，被誉为公民的第二个“身份证”，只有诚信的人在社会上才会受人尊敬，才能博得他人的信任，才能拥有长期合作的伙伴。普通人是如此，科研人员更应该严于律己，因为学术造假不仅仅影响个人信誉，也会造成科研资源的严重浪费，特别是学术界权威人士，甚至会影响科学的走势，使一些学者误入歧途，严重影响科学的发展，造成巨大的资源和人力的浪费。而即使学术造假泛滥，科学始终是要朝着正确的方向发展的，每一点科学的进步必然会经过无数人的重复印证，所以学术造假必然没有明天，暴露只是时间问题。所以为了一时利益去学术造假只能害人害己。学术造假事件泛滥的另一方面的原因是防范机制不健全。防范学术不端，必须加强学术诚信教育和诚信制度建设，淡化学术管理中的行政化色彩，建设科学合理的学术评价体系，建立健全学术不端问责制度，从而构建起集教育、预防、监督和惩治于一体的学术不端防范机制。

我是一名研二的学生，我深切地感受到参考文献对于科研人员是多么的重要。参考文献是课题的立题依据，是实验方法的来源，好的参考文献就像是科研人员的良师益友，使我们受益匪浅，而造假的论文则可能会使人误入歧途。所以我相信所有的科研人员都希望自己接触的参考文献都是真实的结果。己所不欲，勿施于人，我愿意从我做起，无论阴性结果还是阳性结果，都会保证实验数据的真实性。我也希望所有的科研人员都能从我做起，严于律己，拒绝造假，坚持正义，共同努力净化学术环境。

牢记诚信，执着科研

中国医学科学院药物研究所　申艳佳

近年来，学术造假现象越来越普遍。2014 年，日本生物学女研究员小保方晴子因论文造假被取消博士学位。2017 年 4 月，施普林格旗下《肿瘤生物学》期刊撤下所刊登的 107 篇论文，被撤稿论文的作者全部来自中国，撤稿原因是论文作者编造审稿人和同行评审意见。而 2018 年，学术界又一次经历了大地震，哈佛医学院撤回了某知名专家发表的 31 篇关于干细胞修复心脏的文章。没过几天，我国的最高学府清华大学又身陷造假事件中。科研诚信是科技创新的基石，加强科研诚信建设迫在眉睫。

科研诚信是指科研中行为主体信守诺言、言行一致、诚实不欺，恪守准则、科学精神及行为规范。诚信包含了真诚、老实、讲信誉等道德要求，拒斥讲大话、弄虚作假，不老实等有违道德规范的行为。中国古代文化曾说：“人而无信，不知其可也”。信是一种价值理念，人无信不可，民无信不立，国无信不威。科研诚信是学者进行科学研究所必备的前提素质，贯穿其研究过程的从始至终。

科研诚信对于国家科技的发展、社会进步以及个人发展都至关重要。对于一个国家来说，科技进步才能推动生产力的进步。如果科研主体学术不端，将会浪费国家资源，影响国家整体科研学术形象，阻碍社会的进步，国家科技实力并没有真正提升。从社会层面来说，科研不诚信会影响科研的纯洁性和社会公众对科研人员的信任，危及科学发展和社会进步。社会资源会更多地浪费在看似有工作成果者身上，科研成果得不到转化与实际应用，会造成社会资源的浪费，不利于科学技术的发展。从个人层面来说，个体的不诚信成为习惯，将会渗透到日常生活中，助长其他方面投机取巧。科研不诚信会造成诚信者内心的失衡，打消工作积极性和创造力，削弱对年轻科学家的教育并销蚀人们对科研诚信的信心。

为什么科研不端现象越来越多呢？首先是国家目前制度不健全，缺乏惩罚力度。目前，学术不端行为更多的是一种道德问题，尚未上升到法律层面，违规成本低。国家应该建立健全惩处制度，严格执行相关制度，充分发挥制度的约束功能。其次是目前科研评价考核机制存在缺陷。科学合理的科研评价考核体系是科研创新的催化剂，只看重论文数量不看重质量的考核体系对学术不端行为产生了刺激作用。因此，应该建立完善、科学的评价机制。科研人员缺少科研道德素质的训练，缺乏学术规范教育也是学术不端行为的一个重要诱因。科研人员不断想证明自己的优秀和学术成就，容易做出不诚信行为；巨大的工作竞争压力很可能会扭曲科研人员的心理，导致他们做出不正当行为。

作为研究生，我们应该如何践行科研诚信呢？平时实验过程中应该牢记诚信二字，规范实验记录，真实记录每一次实验数据，不能篡改实验数据，不能随意删除数据。不要急于发文章、急于拿学位。做科研，应该有“十年磨一剑”的执着。

树诚信之风，还科研一片净土
——诚信科研，助力中国梦

军事科学院军事医学研究院毒物药物研究所　宋大可

爱因斯坦曾经说过：“大多数人说是才智造就了伟大的科学家，他们错了，是人格。”是的，科研在于创新，学术在于求真，而诚信，则是科研人员的“生命线”，缺乏诚信的科研只能是舍本逐末，无稽之谈。

令人担忧的是，近年来，我国科技界大大小小学术不端的事件频频发生，科研诚信严重缺失。2009 年 7 月，西南大学副校长黄某某抄袭论文，博导资格被取消；2016 年 5 月 2 日河北科技大学韩某某案；2017 年 4 月，施普林格 · 自然一次性撤销了《肿瘤生物学》来自我国的 107 篇论文。而根据艾普蕾全球撤稿数据库的记录，中国学者被撤稿论文占全球总撤稿数的 45.68%，我们成了名副其实的撤稿大国。触目惊心的案例，将我国科研诚信缺失的问题暴露无遗，折射出严重的科研诚信和道德规范的缺失，部分科研工作者对自我的放任已经触碰了做科研工作最基本的底线和红线，严重损害了我国科技界的声誉，影响了科研工作者在社会的良好公信形象。

学术不端事件的频频发生，只能是心浮气躁、急功近利者哗众取宠的伎俩。而真正的勇士往往默默无闻地坚持着自己科研的初心，这些人才是科技界的良心和脊梁，正是他们托起了中国科技发展的重任，他们诚信科研，一身正气，而这样的精神一直静静的吹拂着中国的科技界，悄无声息的滋润着每一名科研人。熟悉我们实验室的人都知道我们实验室有三条红线，即：不弄虚作假、不假公济私，不影响团结。实验室的人员走了又来，来了又走，但三条红线一直是每一名新进实验室人员必修的第一课，在我们心中，这是我们进行科学实验的基本要求也是作为一名科研人员的基本素养，我们每一代人都在默默地传承着。

当前，中美贸易摩擦全面升级，众多关键核心技术短板亟待突破，这给我们国家的长远发展带来了严峻挑战，但同时也为我们科研工作的突破性发展提供了难得的机遇。作为青年科研人员，必须知耻而后勇，在科研之初，就树立良好的科学道德和科研诚信，坚持科研工作中的自律和他律，做到欲修学，先立身，坚决抵制学术上的不正之风，以谦卑的态度，诚信科研，诚信做事。让我们牢记科研工作者的初心，重拾科学研究的信心，坚定科技强国的雄心，在这个泥沙俱下、充满诱惑的社会耐得住寂寞、经得起诱惑、守得住底线，在科研道路上孜孜不倦，锐意进取，争做新时代的开拓者和创新者，为建设科技强国，实现中华民族伟大复兴的中国梦，贡献自己的力量。

论科研中的伦理建设

北京大学基础医学院药理学系　王汉卿

科研是一个国家发展建设的必要环节。而其中，科研诚信和学术规范极为重要，受到全球科技界高度关注，是科技创新的基石。2018 年 5 月，中共中央办公厅和国务院办公厅印发了《关于进一步加强科研诚信建设的若干意见》，强调了科技研发中诚信的重要性。

我作为北大医学部药理学系的一员，在研究生阶段的学习便是医药领域的科研工作。从医从药，与广大民众的生命息息相关，因此对于科研工作的严谨求实的态度，遵循伦理道德的底线就显得尤为重要。

从入学之初的学前教育，到实验室的学习过程中，再到自己切实的投入到实验中，无时无刻不把诚信放在心头，无时无刻不尊崇着科研伦理道德。也感受到了北医对于响应国家号召的决心——全面贯彻党的十九大和十九届二中、三中全会精神，以习近平新时代中国特色社会主义思想为指导，落实党中央、国务院关于社会信用体系建设的总体要求，以优化科技创新环境为目标，以推进科研诚信建设制度化为重点，以健全完善科研诚信工作机制为保障，坚持预防与惩治并举，坚持自律与监督并重，坚持无禁区、全覆盖、零容忍，严肃查处违背科研诚信要求的行为，着力打造共建共享共治的科研诚信建设新格局，营造诚实守信、追求真理、崇尚创新、鼓励探索、勇攀高峰的良好氛围，为建设世界科技强国奠定坚实的社会文化基础。

2018 年，发生了一件震惊全国的事件——基因编辑婴儿事件，这为全国医药领域的科研工作者们敲响了警钟。2018 年 11 月 26 日，南方科技大学副教授贺某某宣布一对名为露露和娜娜的基因编辑婴儿于 11 月在中国健康诞生，由于这对双胞胎的一个基因经过修改，她们出生后即能天然抵抗艾滋病病毒。这一消息迅速激起轩然大波，使国家高度重视。“基因编辑技术”自诞生以来，虽已在各类动物上经过实验，但由于它的不稳定性，使得实验结果具有不可控性，因此被全世界禁止在人身上进行实验。如若实验稍有差池，就会使得“基因编辑”的婴儿患有未知的疾病或异于常人的方面，长大后加以繁衍，会出现一批患病的人群，危害之大、之深远不可估量。现已初步查明，该事件系南方科技大学副教授贺某某为追逐个人名利，自筹资金，蓄意逃避监管，私自组织有关人员，实施国家明令禁止的以生殖为目的的人类胚胎基因编辑活动。

从这件事情中我们要吸取教训，对于科研实验的伦理检查以及其实验的目的、实施过程、危害都要有全面且完善的了解，这样才能保证我们的实验是在安全可靠的环境下实施的，其结果也是用于造福民众，而非哗众取宠，只为自身利益。

对科研态度的认识和思考

军事科学院军事医学研究院毒物药物研究所　王唤白

科学技术是第一生产力，是推动我们社会发展的重要动力。在当今社会科技研发水平已经成为衡量一个国家综合实力、影响力和国际地位的重要因素。在大国博弈的过程中，拥有更强的科研实力才能获得更多的话语权。为了大力推动科技进步，我国的科研经费投入逐年增加。根据国家统计局、科学技术部和财政部联合发布的《2017 年全国科技经费投入统计公报》，2017 年度我国用于基础研究、应用研究、试验发展的经费支出高达 1.7 万亿元，目前已经位列世界第二。我国的科研经费投入总量与美国等发达国家的差距正在逐年缩小，这为中国的科技发展提供了良好基础，也为科研工作者创造了优质、高效的工作环境。然而近十年来学术不端的事件时有发生，最近发生的几个事件更是一度将科研诚信道德推到舆论的风口浪尖，引起学术界和社会的广泛关注。以下是我对科研诚信和科研伦理的认识和思考。

科研工作者的主要任务是探索未知，增加人们对于世界的认识。现代的科学研究建立在前人的工作基础上，同时获得的新发现也可为他人的研究提供线索或帮助。所以确保实验数据的真实、有效性，研究结论的客观性是每一个科研工作者都必须做到的。然而近年来国内外学术不端的事件时有发生：“汉芯一号”造假、多功能干细胞（STAP）造假事件，南京大学梁某学术不端，以及去年引起国内外热议的韩某某论文撤稿事件等。就在 2018 年，美国哈佛大学心脏病学家 31 篇关于心脏干细胞的研究论文被哈佛大学要求撤稿，原因是学术造假，被其他研究者发现其所研究的心脏干细胞根本不存在。此次事件直接导致了一个研究领域的严重破坏，然而在过去十几年中，由于其显著的学术地位，误导了许多的研究者，造成了大量科研经费的浪费。2018 年 5 月，中共中央办公厅、国务院办公厅印发了《关于进一步加强科研诚信建设的若干意见》，明确指出对于学术不端行为零容忍，终身追责。这为我们科研工作者敲响了警钟。

科学研究不止有技术的局限，更是有着伦理道德的底线。从第一只人工克隆的多利羊开始，科研的伦理问题一直被人提及。随着克隆技术的成熟，人类的克隆问题得到了广泛的关注。在 1997 年 3 月世界卫生组织就明确指出，禁止人体克隆实验，人体克隆话题被标上明显的红线——不可逾越的人伦道德之线。然而来自贺某某罔顾伦理道德底线，在未经批准的情况下将基因编辑技术用于人类，引起国内外学术界的一致谴责以及社会的广大议论，这是科学的悲哀。尽管事件爆发以后国内 122 名科学家联名写信声讨谴责其行为，但此次事件对中国在学术界树立起的形象和声誉造成了巨大的打击。除了坚持实验数据的客观、真实，坚守科学研究的伦理道德底线、做真正有利于人类的研究，也是科研诚信的应有之义。尤其不能利用信息、知识的不对等性欺瞒广大民众。

我们要树立正确的科研态度，做科学研究也当胸中光明磊落，做科研的基础是做人，做学问跟做人一样假不得。树深不怕风摇动，树正何愁月影斜，真真切切做学问才是真才实学，在空心的基地上建不起高楼大厦。诚信做科研这一点要落实在科学研究的每一天，自己的数据自己把握，不能凭借主观臆测修饰修改。很多时候重大发现往往就存在于一些“意料之外”的结果之中；在每一个你所难以置信的结果中，往往就蕴藏着研究的突破口。近些年也能看到许多杂志接受报道阴性结果的文献，所以说数据不分好坏，只有真实的数据才有价值。所以作为科研工作者，我们要树立正确的科研态度，才能为推动社会进步做出真实的贡献。

坚守科研诚信　共创良好风气

中国医学科学院药物研究所　王诺琦

2018年5月，中共中央办公厅、国务院办公厅印发了《关于进一步加强科研诚信建设的若干意见》（以下简称《意见》），为走在科研一线的工作者敲响警钟。

《意见》指出，科研诚信是科技创新的基石。在科研的进程中，创新作为科研的“重头戏”，一直是大家关注的重点。只有创新，科技才能有新发展。但是在创新的同时，更要意识到诚信的重要性。近段时间震惊世界的心脏干细胞造假事件引发众多关注。心肌再生领域开创者和顶尖人物的著名教授因 31 篇学术论文存在造假给予撤稿。而在其造假被发现之前，多个公司和实验室由于这些发现在这项新领域投入了大量财力、物力、人力，致力于研发心脏病的新疗法，同时也有许多实验室因没有重复出相同结果对这些论文提出质疑，但都被该教授坚决驳回。学术造假不仅仅浪费的是大量的人力、物力、财力，更浪费了病人们宝贵的时间。如果将这些投入到其他的心脏病疗法药物的研发中，可能会有真正的重大发现，让更多的病人有生的希望。同时，学术造假也是对人与人之间信任的一大冲击。领域外的纳税者不知道自己的对国家的回报是否用于人类健康发展，抑或是被一些人拿来购买名利；领域内的研究者不知道哪些实验和结果可以被采纳，值得自己投入有限的课题经费进行下一步研发。这不仅是行业内的冲击，更是人性的拷问。

《意见》以优化科技创新环境为目标，以推进科研诚信建设制度化为重点，以健全完善科研诚信工作机制为保障，坚持预防与惩治并举，坚持自律与监督并重，坚持无禁区、全覆盖、零容忍，严肃查处违背科研诚信要求的行为，着力打造共建共享共治的科研诚信建设新格局，营造诚实守信、追求真理、崇尚创新、鼓励探索、勇攀高峰的良好氛围，为建设世界科技强国奠定坚实的社会文化基础。科研诚信不仅需要每位科研工作者的坚守，同时也需要健全的制度和机制。生物研究的不稳定性，实验结果的难以重复，是科研诚信屡次出现问题的重要原因，客观的不可控因素，更要求我们严于律己，同时要求更健全、更严格的规章制度出台，避免学术造假行为的再次出现。

国际科技竞争和经济全球化的加剧，使各国的科技和经济飞速发展。但在要求发展速度的同时，更要关注发展的质量，保障科技事业健康发展，营造良好的发展环境，避免科研不端行为的蔓延。

学而有思，诚而有信

中国医学科学院药物研究所　王睿

孟子曾说：“信者，人之道也，所谓人言为信；诚者，天之道也，所谓人言必成。”这段话从根本上论证了诚信的意义，阐述了诚信是宇宙万物存在的基础，是为人的根本。从古至今，诚信一直是中华民族倡导的传统美德，它既是一个人的立身之本，是公民的第二身份证，也是一个国家的生存之基。这体现了上至国家民族，下至为人做事，都需要诚信的精神来支撑和发展。尤其在党的十八大以来，习近平总书记在国内外多个场合都强调了诚信的重要性。在科研方面，科学研究理应走在社会前面，将科研诚信，学术规范的要求落实到每一位科研工作者的身上，自觉做出表率。

随着科学技术的不断发展和进步，近年来我国的科研产出大幅度增长，引领社会经济发展的作用不断增强。但在科研诚信、学术规范方面的问题也渐渐有所暴露。比如剽窃、侵吞或篡改他人的学术成果，伪造数据，代写或代发研究论文等情况时有发生。早年令人唏嘘的“汉芯”事件，即2003年上海交通大学微电子学院院长陈某教授发明的“汉芯一号”造假，并借助“汉芯一号”，陈某又申请了数十个科研项目，骗取了高达上亿元的科研基金。使原本该给国人带来自豪感的“汉芯一号”，变成了让人瞠目结舌的重大科研造假事件。又如近两年轰动一时的“韩某某事件”，2016年韩某某的论文发布在《自然·生物技术》网络版之后，全球没有一家实验室对外宣布，能够完全成功地重复韩某某的实验。因此已有多国科学家要求《自然·生物技术》介入调查，并公开韩某某实验中的所有原始数据和实验条件。实验具有可重复性，才能证明这个实验所遵循的是科学中的必然规律，而不是偶然发生的。只有遵循客观规律的实验结论才是可靠的、科学的。

近年来违背科研诚信的行为屡有发生，我国学术界、科学界学风在一定层面上变得浮躁，学术不端行为正在变得多样复杂。主要的原因大多集中在以下两个方面：一是科研人员的学术品德感下降，由于当下处于社会转型期，社会价值导向趋于多样化，难免受到功利主义价值观的驱使，使得一些科研工作者不再诚信严谨、淡泊名利。为了追求论文的数量而放弃追求学术的质量，以求短时间内达到自己的目的，赢取私利。二是监管和惩办机制的缺失，管理部门及研究机构对学术造假等恶劣行为没有明确的处罚措施，给实际处理造成了一定的困难。一些院校、机构对造假事件采取的措施大多是批评教育和取消奖励，惩罚力度不够震慑，态度模糊，使得一些科研人员受到某些利益的驱使，冲昏了头脑选择去冒险做违背科研诚信的事情。

学术造假既使人们丧失诚信道德，又造成了教育和科研资源的浪费，更严重阻碍了国家科技的发展。在以后的科研道路上，我认为还有很多需要改进和大力加强管理的地方。比如要加强学风道德建设，开展诚信科研系列讲座，树立一种严谨规范的学术作风；其次还要健全管理、评价和监督机制，尽量不将量化考核的指标与收入、职称挂钩，树立正确的学术观念，淡化功利色彩。

作为社会主义改革发展新时期的一名研究生，刚刚踏入科学研究的大门，更要从自身做起，杜绝造假，即使实验中的每一个数据，都要保持其真实可靠，做到学而有思，诚而有信。

让诚信之花绽放心间

北京大学基础医学院药理学系　熊梦瑶

2014 年 1 月，在《自然》上发表了两篇关于 STAP 细胞的论文，指出通过酸浴等刺激可以使得成体细胞获得干细胞性质。在论文发表后，众多科学家质疑其真实性，并且通过验证，发现该论文确实存在篡改和捏造数据等不端行为。其共同作者也是其再生医学中心负责人不久被发现自杀身亡。

近年来，违背科研诚信的事件屡有发生，在我的身边就听到过某某高校博士生毕业论文数据造假等。诚然，在当今的科研任务中，学生毕业要求的确较高，无外乎是想提高学子的知识水平与科研能力，起到拔尖和剔弱的作用，的确给学生制造了相应的压力。但我们需要做的是不断提高自己的科研能力和知识储备，而不是要通过投机取巧赚得一纸毕业证书。一句话说“实践是检验真理的唯一标准”，强调要通过动手操作去验证是否是真理。但在科技飞速发展的时代，发现真理已经成为科研工作者的任务之一，固然真理的发现需要我们通过成百上千次实验去得到，经得起考验与质疑。倘若通过手段去捏造，很快便会公布于媒体，失去了科研意义所在。

学术道德是科研治学的根基，任何科研工作离开了这个根基，都不能正常健康的发展，任何科研成果，都得不到大家的认可。而科学工作者处于社会知识体系的前沿，他们的一举一动在很大程度上都会对这个社会产生一定的影响。对于研究生来说，我们现在所做的正处于科研的最始端，如果从一开始用虚拟造假的数据得到错误的结论，进而会影响一连贯实验的开展。医药工作者的工作关系到千千万万老百姓的健康，故每一项研究的安全性不容忽视。

近年来，通过无数科研团队违背诚信的例子来看，我们必须把捍卫诚信机制与个体的行为做连带处理，即把积累诚信的任务分解到共同体的各个成员身上。集体中的每一人都承担相应的诚信责任，保证了每一个环节都透明、真实。

在飞速发展的科技时代，毫无疑问国家间的较量已经上升到科技人才的较量。所谓人才，即先做人再做才，只有我们先诚信做人，再努力做事，才能成为国家的栋梁之材。

科研不会在谎言中结出丰硕的果实

军事科学院军事医学研究院毒物药物研究所　徐玫

自古以来，诚信一直是我们中华民族的优良品质。古人云："不信不立，不诚不行"。一个人不讲诚信就不能在社会上立足。在全社会都倡导诚信的今天，科学研究的诚信问题越发得到人们的关注。科研是推动国家乃至社会发展的不竭动力，而科研诚信则是科研进步的根本保证。德国著名诗人海涅的名言："生命不能从谎言之中开出灿烂的鲜花。"同样，科研也不会在谎言中结出丰硕的果实。

学术不端是一个沉重的话题。笹井芳树是日本著名的细胞生物学家，由于他的学生小保方晴子的论文被认定造假，他在日本理化学研究所的大楼内自缢身亡。他的死亡在科学界引起轰动，掀起了巨大的舆论风波，引发了社会对学术诚信的重视和讨论。笹井芳树本是再生领域的世界级专家，他完全可以凭借自己的真才实学为他的祖国、为干细胞领域做出更大的贡献，但学术造假不仅使他晚节不保，更让他付出了生命的代价。近年来，中国科学界也出现了大量学术浮躁、学术不端等问题，不仅严重影响了中国的国际形象，也阻碍了国家的科研进步。韩某某不能重复他的实验结果，因此论文被《Nature Biotechnology》撤稿，他的荣誉称号及科研经费也被撤回；《Tumor Biology》期刊撤稿了 107 篇中国研究机构发表的论文；南京大学教师梁某涉嫌论文抄袭，他发表的上百篇论文被撤回。这层出不穷的论文撤稿事件不禁让人对中国学术界产生了质疑，中国的科学家们怎么了？目前有很多的科研人员都存在学术不端行为，他们没有意识到问题的严重性，在造假和抄袭中也怀有侥幸的心理。越来越多的知名科学家被查出在早期发表的文章中存在问题，这些论文就像悬在头顶的达摩克利斯之剑。科研是一个持续的过程，如果蓄意造假隐瞒，总有一天会被发现。

作为学生，我们应该杜绝产生学术不端的行为，防止急功近利、浮躁浮夸的不正学风，遏制伪造、抄袭的科研不端行为，培养科研诚信的品质。我们应该清醒地认识到，单纯的伪造数据、伪造完美的实验结果可能暂时不会产生严重的后果，但今后别人会为了重复你伪造的数据而花费大量的时间、精力还有财力。既浪费了别人的青春，又辜负了自己的梦想。我们研究生是祖国未来的希望，是社会主义建设的重要人才来源，肩负着民族复兴的历史重任。我们应该认认真真的学习，踏踏实实的研究，以自己的实际行动为中华民族的伟大复兴贡献自己的力量。

维护科研诚信，是每一位科研工作者的道德底线

中国医学科学院药物研究所　许律捷

康普顿曾说，科学赐予人类最大的礼物是什么呢？是使人类相信真理的力量。

科学，是人类探索研究感悟世界万物变化规律的知识体系，需要人类不断地探索和研究未知来进行填充和更新，以此照亮人类前进的道路。因此，科学研究必定是严谨求实的，崇尚客观规律与真理的。然而近年来，接连曝光了越来越多的买卖学术论文、伪造篡改数据、抄袭剽窃他人成果等学术不端行为。

早在2005年，那个曾经处处被鲜花和赞誉围绕的，被韩国民众捧为“国宝”级科学家的黄某某，一度站在人类胚胎干细胞克隆领域的神坛上。最终由于其“学术造假”的丑闻被揭发，在一夜之间名誉扫地，跌入谷底，震惊了整个科学界。

自2016年5月2日国际顶级期刊《自然·生物科技》上那篇文章发表开始，韩某某这个名字，就在中国科研圈迅速升温，其被媒体誉为“诺奖级”实验成果引发了国内外强烈的关注。谁也不曾想，随之而来的铺天盖地的质疑声比之前的掌声更加猛烈，该论文的实验数据最终没有经受住检验，在一片争议中被撤回。

一路路转峰回，让人着实唏嘘。科研学术圈本该是严肃的、纯粹的，不该有一丝一毫的浑浊。我们看到的却是严谨与客观的缺失。这些严重损害了科学界的社会形象。科研人员应当引以为戒，努力培养“十年磨一剑”的耐力，对科学怀有尊重和敬畏之心。

当今，科学技术作为推动现代生产力发展中的重要因素和重要力量，其创新是国家命运所系，是发展形势所需，是世界大势所趋。而科研诚信作为科技创新的基石，是实施创新驱动发展战略、实现世界科技强国目标的重要基础。正如中国科学院科技战略咨询研究院李真真研究员所说，离开了科研诚信，创新就会受到质疑。

因此，从国家层面出发，应该进一步弘扬科学精神，对青年学生，以及资深的科研人员开展科研诚信教育。通过法律、法规、政策、指令、道德规范等，建设系统的科研诚信制度，以此激励或约束人的行为，从体制机制、治理结构和价值认同出发，系统地加以考虑，提供一整套的规则。完善违背科研诚信要求行为的调查处理规则，完善科研诚信管理制度、建立健全学术期刊管理和预警制度等，切实解决制约科研诚信建设突出问题，坚持对学术不端行为“零容忍”。

另一方面，所有从事科学研究者，在进行学术研究时都应该实事求是、潜心研究、勇攀科学高峰，恪守科学价值准则，坚持诚信和公正，以崇尚创新、追求真理、探究科学为目标。遵守相关法律法规，遵循科学共同体的基本行为规范。让科研诚信成为每一位科研工作者的道德底线！

品读造假背后故事　建设诚信科研环境

中国医学科学院药物研究所　燕柳艳

“科研诚信”，不禁思考，具体含义是什么？网络上对于诚信进行这样的定义：诚信是一个道德范畴，是公民的第二个“身份证”，是日常行为的诚实和正式交流的信用的合称，一般主要是指两个方面：一是指为人处事真诚诚实，尊重事实，实事求是；二是指信守承诺。诚信，诚实守信，从小时候的承认自己砸了邻居家的玻璃，到成年后如实的向上司报告自己的真实情况，无时无刻不在提醒我们，诚信是中华民族的传统美德。古往今来，诚，五常之本，百行之源也，若带上“科研”这个修饰词，就增加了去伪存真、追求真理的过程，因此对科研环境有了更深的期待。

但事实总是不如人意，近年来，科研不端行为和事例屡屡见诸报端，科研诚信已经成为我国社会关注的焦点。2015 年，英国大型学术医疗科学出版商现代生物（BioMed Central）出版集团撤销了 43 篇生物医学论文，其中 41 篇是中国作者；同年，德国学术出版商施普林格（Springer）出版集团撤销旗下 10 本杂志中的 64 篇论文，论文作者全部来自中国大陆。2017 年 4 月 20 日，世界最大学术出版机构之一的施普林格出版集团发表声明，其旗下期刊《肿瘤生物学》（Tumor Biology）宣布撤回发表于 2012~2015 年间的 107 篇与中国研究机构有关的论文。这次撤稿事件也因此创下了正规学术期刊单次撤稿数量之最。可怕的是，被撤稿的 107 篇论文作者来自 125 家中国研究机构、4 家国外研究机构。就国内受到波及的研究机构而言，除了包括浙江大学、武汉大学、同济大学等知名高校，大部分还是来自国内各大医院。尽管施普林格细胞生物学及生物化学编辑总监 Peter Butler 解释称，本次撤稿不是新的造假事件，只是对此前撤稿事件进一步人工排查，但此次撤稿创下了世界正规学术期刊一次性撤稿数量的纪录，在整个学术界引起轩然大波。这些事件不得不引起我们深入地思考。

是谁的“锅”？首先同行评议的同行专家竟然让投稿人自荐这件事情看出，审稿系统存在一定的漏洞，不是论文投稿者随意篡改专家邮箱，或自荐“好友”专家等雕虫小技就能蒙混过关，可见这个庞大的审稿功能存在一定的漏洞，当然也不排除有第三方利益集团的参与。其次，最主观的原因是那些科研工作者的诚信精神缺失，投机取巧，实验做不好就找这些歪门邪道，找这些高价中介达到自己想要的目的，我认为，这归结于我国对于“诚信科研”的教育不够完善，国内大学的教育案例非黑即白，让学生们认为这些事情在生活中不会存在，不存在“灰色地带”的教育案例，导致学生对于这个名词理解不深。

我们处于研究生阶段，也是科研工作者的基础阶段，也存在一些类似于“代写论文”的不诚信行为，由于时间紧、任务重出现一些数据造假的现象。少年强则国强，虽我们不再是少年，我们也要从基础做起，从自身做起，树立诚信的思想，并且伴随终生。其次，学校方面可以将学生的这类行为记录在档案，并陪伴其终生，让学生树立这种一步错步步错的思想；导师树立“师生濡染”的思想，树立榜样的力量；学校方面可以定期进行学生的心理疏导，减轻课业压力。

总之，良好的科研学术氛围的建立是一个漫长艰苦的过程，需要社会各界的共同努力，在吸取教训以后，还一个诚信的科研环境。

科研诚信与学术道德有感

中国医学科学院药物研究所筛选中心 杨冉

中国是一个有着十四亿人口的泱泱大国，中华民族更是有着上下五千年的历史，诚信始终是中华民族一直推崇的美德。历史上，华夏人民的创造力一直处于世界领先地位，西汉科学家张衡发明的地震仪至今无人可以复制，王莽时期的青铜卡尺领先游标卡尺的发明一千六百年，只不过清代的闭关锁国让中华民族蒙蔽了双眼，无法看到世界的同时，科技水平也被远远甩在了后面。如今，中国民族跨入新时代，科技在发展，人民的素质不断提高，中国的科学水平已经处于世界前沿，但是代表着高素质人群的科研人员却出现了造假行为，有数据显示，截至 2018 年 5 月 31 日，全球共有 15059 篇撤稿，中国学者贡献了 6879 篇，占比 45.68%，中国成为论文撤稿量最多的国家，中国的科技尚不能称为世界第一，却登上了造假的黑名单，这固然与历史的进程脱不开关系，但仍然需要我们深思，为何会出现学术造假行为，为何接受多年教育的科研人员违背道德，犯下这种明显而难以挽回的错误呢？

在我看来，有以下几点。首先，学术体制机制出现了问题。荣获诺贝尔生理医学奖奖项的屠呦呦多次未能评选上中国科学院的院士，为世界人民解决了粮食危机的袁隆平也多次在评选中落败，而原因在于没有出国经历、没有高分SCI文章等等。当真正做科研的人得不到应得的荣誉和待遇，现有的评审制度无法符合当下的国情，越来越多的人追崇用文章的数量和评分来标榜自己的实力，就会导致一些科学家舍本逐利，也或许是在坚持的过程中渐渐失去了动力，在不平衡的心态和科研的困苦的双重夹击下，选择了一条看似轻松而识相的路，但这条路终究是不正确的，促使科学家们走向这条路的诱因需要人们重视。其次，这与监察制度不严有关。监察机制不严格，才能导致一些抄袭事件得以发生，跟风者随之而来，当风气开始变化，当投机取巧能够带来便利和成绩，就会导致越来越多的人选择了另外一种价值观。最后，少年强则国强，当中国的大学生在学校接受学科教育，对科研之路懵懂而充满好奇，在科研过程中仅仅是协助而未曾独立实验的时候，他们对科研的不诚实、不道德行为没有任何接触的时候，他们需要正确的指导，需要树立良好的诚信思想，学习正确的价值观，让学术不端行为遏止在萌芽之中。

总之，学术不端的行为是一现象，不仅要查处不诚实的行为，它背后的原因和改变的方法才是人们应该关注的重点。不仅要在源头上对大学生进行科研诚信教育，更要审视如今的评审制度，进行更加严格的审查。除此之外，要形成科学的奖励机制，综合评价科研成果，要符合国情，全面考察，形成良性体制。科研诚信问题是科学发展过程中的一次波折，但这也恰恰反映了国内科研竞争的激烈、国人对科技水平的重视。相信随着中国科技的越来越强，不断加强的良性审评机制，科学家们不断提高自信心，这些问题也迎刃而解。

浅谈科研诚信与科研不端行为

内蒙古医科大学药学院 杨秀华

科研不端行为是指在学术和研究领域内的各种捏造、篡改、剽窃及其他违背科学共同体公认道德的行为；在涉及人体的研究中，违反保护隐私、知情同意等规定，违反实验动物的保护规范等行为也属于本范畴。近年来，国内外学术造假事件屡见不鲜，韩国民族英雄，成功培育出全球首只克隆狗的黄某某于 2006 年 1 月 10 日被首尔大学的委员会宣布，他在克隆干细胞上的一系列论文系伪造；西安交通大学长江学者特聘教授李连生在申报“国家科技进步二等奖”和“教育部科技进步一等奖”时，提供造假资料。如果每一位科研人员都为了一己私欲而违背科学道德，那么科研水平如何能够提高？身为科研人员就应该有最基本的科研诚信。

那什么是科研诚信呢？所谓诚信就是诚实守信、不弄虚作假、言行一致；科研诚信是指在申报、开展或评审科研项目过程中科技工作者以追求真理、实事求是为核心的科学精神，应用诚实、可验证的方法，所提交的科研成果报告应遵守相关的法律法规、准则、条例和公认的行为规范或标准。如果每一位科研人员谨遵诚信道德规范，也就不会出现上面所举事例。

那么究竟是什么原因造成了上述学术不当和不端行为呢？归根到底就是一个字“利”，即为获得更多收益及名誉，因而种种不道德的不端的和不当的科研行为也就随之产生。首先是体制方面的原因。具体表现为：①科研绩效评价机制不尽合理；②科研管理制度不健全；③科研资源分配体系不合理；④监管机制过于薄弱。其次为科研工作者的科研能力不足可能诱发此行为。目前，我国的科研经费分配制度、科研人员的考核、奖励、就业、晋升乃至在本领域占有一定地位等方面的需要，都给科研人员带来巨大的竞争压力及影响力。如果他们的科研能力不足，有些科研人员就会采用不正当的手段，以避免竞争失败或利益损失。另外有些科研人员根本没有意识到自己的造假行为属于不当行为，他们的科研诚信意识淡漠、诚信文化缺失等都会造成这种不当行为的产生。那么如何才能实现科研诚信呢？①建立科学有效的学术评价机制，推行科技诚信管理；②建立学术管理透明机制，提升科研公信力；③加强科研诚信教育；④加大惩治学术不端行为的力度。

希望每一位科研人员都能努力提高科研水平，以实际行动抵制学术不断行为，加强道德修养，成为遵纪守法、恪守学术规范的科研工作者。

科研道德与学术诚信

军事科学院军事医学研究院毒物药物研究所　姚如梦

（小王看见日益颓废的师兄小李又在打游戏）

小王：师兄，你还有一个学期就要毕业了，可是还没有足够可用来发文章的数据，可怎么毕业啊？

小李讪笑：呵呵，不就是数据吗，只要我想要还不是“手到擒来”？

这是我近日在微博上看到的一个事例，真实与否还有待考究，但这段对话却给我带来了一些思考。在众多从事科研的学者中，小李并不是特例，小李为了获得学历，“手到擒来”了数据；高校教师为了评职称，“手到擒来”了数据；甚至一些颇负盛名的教授为了提高学界中的知名度或者为了获得某些奖项，也“手到擒来”了数据。在如今唯文章是举的科研界，诚信已如敝履，被部分学者弃之不顾。

2014 年日本的小保晴方子，2016 年中国的韩某某，以及近年来被大量撤稿的国内外学者。都让我们不禁反思，科研的意义到底是什么？为了发“Paper”而背弃人之根本——诚信，这样做真的值吗？科研的本质是追寻真实世界的客观规律，科研最初也被称作是受好奇心驱动的研究，而绝不是人们追名逐利的载体，诚信是科研之本，也是为人之基。据研究调查显示，目前我国主要出现的科研诚信问题都与学术论文的发表有关，具体表现在伪造数据、篡改或剽窃他人研究数据等。这些行为所造成的后果都严重破坏了我国的自主科研创新环境，营造了一种急功近利且颓靡的科研氛围，阻碍了我国科学技术的发展。科学研究是人类进步的阶梯，直接关乎一个国家和世界的发展。我们在科研过程中，绝不能只注重科研本身可以给自身带来的利益，更要注重科研能给人类、给社会所创造的价值。另外，对于我国现如今的科研评价机制也亟待修正，一种畸形体制所滋生的腐败的学术环境也是造成学术不端的重要原因。

身为一名专业以实验为基础的研究生，我深知科研过程的不易。科研过程中，我们会因一个小小的条件没控制好而导致实验一次又一次的失败；我们也会因操作技术上的不熟练而导致结果无法重复，很多实验都需要我们抱以强烈的好奇心与探索精神不断地去摸索条件，去重复、去验证。但我们绝不能因为科研过程的不易，而降低对自身的要求，我们需抱以恒心、耐心，以及不怕输的精神去面对实验中的每一次失败。秉持着实事求是的科学精神和严谨的治学态度，探求真理，忠于诚信，自觉遵守学术规范，履行学术道德，从我做起，为营造良好的学术环境尽绵薄之力。

诚信科研，永远不会迟到

中国医学科学院药物研究所　殷琳

近来，由于监督评价机制失灵，道德建设缺陷以及不良学风滋长，在科研领域集中涌现出一批有失诚信的恶性事件，如韩国“克隆之父”黄某某，作为首次在世界上培育出“抗疯牛病牛”的韩国科学传奇，被揭发伪造多项研究成果，涉嫌侵吞政府研究经费、非法买卖卵子而沦为阶下囚；日本理化学研究所发育与再生医学综合研究中心学术带头人——小保方晴子，论文结果被证实造假，从《Nature》杂志撤下两篇论文，并被取消博士学位；着眼于国内，学术出版机构施普林格撤回旗下10个学术期刊已发表的61篇中国作者的论文，时隔两年又撤回旗下期刊《肿瘤生物学》（Tumor Biology）所刊登的107篇论文，被撤稿论文的作者全部来自中国。类似这样的不良事件，层出不穷，严重破坏了科研正常秩序，阻碍科研的发展和成果的诞生。

诚信向来是中华民族褒扬的美德，就个人而言，诚信是崇高的道德品质和人格魅力；对社会而言，诚信是社会稳定运行之本，是人类幸福生活的根本保证。然而在科研领域，诚信不仅仅是一种品行，更是一种责任。作为科学研究工作者，诚信应是学者进行科学研究所必备的前提素质，以诚信为准则，潜心科研，创造良好的学术氛围，共同推动科学事业的发展，更是每一位科研人员的本职与责任。那么究竟是为何，诚信的警钟时时在科研领域中敲响？又是为何，受人敬仰的科研工作者屡屡在诚信的道德红线来回试探，甚至有些在造假的泥潭越陷越深，最终东窗事发，懊悔不已？究其根本，无非利益使然。一方面，科研人员不断想证明自己的优秀和学术成就，容易做出不诚信行为；另一方面，为了获得较高职业地位和名声威望，不惜采取低劣手段追求论文发表数量。

此外，社会大环境往往也是滋生追名逐利、急功近利的催化剂。最近被讨论较多的话题是，所谓明星、网红等娱乐产业从事者，借新媒体产业的东风，轻而易举获得巨额利润，而辛苦奋斗在科研岗位的工作者，尽管工作难度高、压力大、背负着社会发展的希望与重托，得到的经济补偿却少得可怜，难免心理上会有落差，又受目前科技体制、规章制度的影响，其职称地位、收入奖金等利益往往与科研成果直接挂钩，一部分人为了获得更多的经济利益而选择铤而走险，导致不良风气的形成，一定程度上阻碍了科学的发展进程，造成了严重的后果。

针对以上的问题，有两点建议以供参考：第一，加强道德培训，加大惩罚力度：让每一位从事科研工作者清楚地意识到，科研大事非同小可，容不得任何掺假和水分，一旦越线，将会受到严苛的惩罚；第二，提高科研工作者的社会地位，完善后勤保障工作，使科研人员不再为基本的生计问题而发愁，从根本上杜绝利诱的火苗而专心科研不被打扰。与此同时，还应该规范期刊、企业资方的商业行为，为创造绿色的科研环境献一份力，相信在各方的共同努力下，诚信科研，永远不会迟到！

科研诚信、学术规范之科研原始实验记录的重要性

军事科学院军事医学研究院毒物药物研究所　张林

近年来，随着国家对科研的不断投入，科研环境也变得越来越好。但是，大量科研经费的投入，在带来丰硕的科研成果的同时，学术不端、造假的事件也越来越多，国内几乎所有的大学、高校都涉嫌学术不端或腐败。学术造假不仅是国内高校的“专利”，国际上最骇人听闻的新闻莫过于 2014 年小保芳晴子万能细胞“STAP 细胞”的学术造假，最终导致其导师的自杀。科学道德和学风建设变得刻不容缓。

2018 年 10 月 15 日，学校组织我们在线观看了由中国科学技术协会、教育部、中国科学院、中国社会科学院、中国工程院、国家自然科学基金委和北京市政府共同主办的 2018 年全国科学道德和学风建设宣讲教育报告会。黄旭华院士、施一公院士和怀进鹏院士均在会上作了精彩的宣讲报告。其中，施一公院士的报告《做诚实的学问做正直的人》给我留下了深刻的印象。施一公院士在报告中结合自己的成长及科研经历，为我们阐释了学术品位、学术伦理和学术道路的深刻意义，并在报告中强调了原始实验数据的重要性。

结合在科研中的真实经历，对于原始数据记录的重要性，我也有着深刻的感受。

每周一开组会，主任总是不止一次的给我们强调原始记录的重要性，有一说一，实事求是，尊重原始实验数据的真实性，并督促我们按要求书写实验记录。蒲慕明院士也曾在《灰色地带投资诚信》的讲话中强调了实验原始记录的重要性。实验记录本上除了记录实验的目的、方法外，更为重要的是客观详细记录我们在实验过程中遇到的各种情况，包括做实验时的温度、湿度等信息，实验中遇到的各种实际情况。当实验结束时，我们可以根据实验记录回忆、再现整个实验过程。如果实验结果出了异常的、未按照我们预想的结果时，我们也可以通过去审查自己的实验记录本，查看当初到底是怎么回事，因为当初的实验记录本，记录的就是当时的实际情况，所以当有控诉不端行为的时候，实验记录本也是为自己辩护的材料。

想要成为一名优秀的研究生，在付出大量时间和心血做科研的同时，还要有批判性思维，更不能触动学术道德的底线，谨记施一公院士、蒲慕明院士的教诲，拒绝科研和弄虚作假，客观真实地记录原始实验数据，不要让实验记录成为“回忆录”。

科研诚信——毋剿说，毋雷同

中国医学科学院药物研究所　张雯

2017 年 4 月 21 日，Springer Group 宣布，撤销《Tumor Biology》2012~2016 年发表的 107 篇论文。期刊撤稿时有发生，但此次撤稿规模之大，非同一般，在同一期刊上同时撤稿 107 篇且被撤论文的作者全部来自中国。

大规模撤稿、学术造假等重大学术不端事件频发，震动了整个科学界。2018 年，中共中央办公厅、国务院办公厅联合印发了《关于进一步加强科研诚信建设的若干意见》，明确提出要对严重违背科研诚信要求的行为予以“一票否决”和“终身追责”，并拟对严重失信者追究刑事责任。足见我国对于科研人员造假的零容忍和加强科研诚信制度建设的决心。此次出台的规定是事后惩戒，然而要防治科研诚信失信，更要注重防患于未然，让科研诚信意识成为科研人员的习惯和化成科研人员的自觉行动，才是遏制学术不端的治本之策。

诚信，以真诚之心，行信义之事。欺人只能一时，而诚信却是长久之策，是人生的命脉，是一切价值的根基。《礼记·曲礼上》:“毋剿说，毋雷同。”即反对剽窃抄袭、弄虚作假的学风，也反对跟在别人后边，亦步亦趋，没有超越与创造意识的作风。“论文者也，大要以立诚为本”。“必出于己，不袭蹈前人一言一句”。互联网时代，网络资源共享，网络搜索，东拼西凑，一键复制一键粘贴，导致了更严重的科研诚信缺失。

科研诚信与年轻人的教育息息相关，然而我国诚信教育严重缺失，仍有一些科研人员对科研道德和学术规范不甚了解。大多数情况下很多学生和年轻科研工作者并不知道自身行为已经构成学术不当或是学术不端。全球最大的同行评审期刊文摘和引文数据库显示，110 多份与科研诚信和科技伦理相关的期刊中，没有一份来自中国，这反映了中国的科研诚信意识比较淡薄，诚信教育严重缺失。

重视科研诚信规范教育，以“预防为先，惩罚为后”的理念推进科研诚信教育制度化建设。从一开始就教育科研工作者诚实守信而非谋取利益，唯有年轻人在教育上成功，才有诚信社会在未来的成功。

白纸写学术　铅字印诚心

安徽医科大学临床药理研究所　张贤政

天下之人可分不学无术、不学有术、学而无术、学而有术这四种人，有术可以立业，有学可以立德，学而有术的人无疑是当代的天之骄子、社会栋梁，走上学术之路的学者，正是学而有术的代名词，但是让人痛心的是，学术不正之风，正在腐蚀着学术工作者的尊严，有资料显示，中国学者被撤稿论文已占全球撤稿总撤稿数 45.68%，其中有 75% 涉及学术不端，我们常说自己是做学术的，但是学而无信，不知其可也！

白纸黑字，不可悔改，何况是刊发出的铅字，在全国乃至国际上造假，分明不顾学术工作者的身份，如果究根问底，有行业制度不完善、社会诚信体系不健全的原因，但是根本上，是做学术的人失去了本心。白纸上写的是学术，铅字印出来的是诚心，见字亦如面，从一篇论文，我们可以看出学者的学术水平，还有道德水平。

一般来说，人类的文明，包括道德水平，是随着物质经济共同发展的。时光回溯我国改革开放时，变革时期引起了一些诚信混乱，社会治安也有不健全的地方，但是很快，随着改革的大发展，现下的社会环境也不断改善，可是问题和漏洞发生在了学术行业，代写论文发展成了地底见不得光的牟利行当，甚至形成代写行业，在学术界“口口相传”。而我国学术体系以数量、发表期刊和出版社来评级的标准，也在进一步的催生代写论文市场，加之国内学术论文的检查监督多用自上而下的方法，监督不全面，作假的犯罪成本不高，让代写的“黑猫”放心捉了老鼠，也腐蚀了一批丧失学者尊严的“天之骄子”。

学术界本是一片净土，但是因为学术作假问题，也有“贵圈也乱”的现象，作为一名学术工作者，确实无地自容。为了维护学术正气，当下要做的应当是以人为本，制度为辅，从人本教育来说，对入学研究生进行基础的论文规范是相当必要的，正如全社会的法律教育，首先要让群众知法，才能让群众守法，学术论文的规范如何，以及不规范如何，都是当下学术界需要补课的内容。关于制度，2018 年中共中央办公厅、国务院办公厅印发了《关于进一步加强科研诚信建设的若干意见》，正是整治学术作假的及时雨，相关组织和学校以此为契机，加强学术科研诚信教育，定当匡扶学术诚信正气！

能力越大，责任越大，学术工作者走在知识的前沿，时代的前沿，不幸的是，也正处在诚信失信的风口浪尖上，此时，正需要我们拿出搏击惊涛、征服骇浪的勇气，让我们的白纸黑字见证我们的身份，做学术，是有学，有术，是不失信，是不作假，是传承五千年的守信节操！

至真　至新　至坚

安徽医科大学临床药理研究所　赵英杰

《关于进一步加强科研诚信建设的若干意见》（以下简称《意见》）是中共中央办公厅、国务院办公厅于2018年5月印发的，《意见》对进一步“肃清”创新和科研环境，推进科研诚信制度化发展，以及建立健全科研诚信工作制度等工作提出了明确要求。

科研诚信是科技创新的基石。2018年1月，中国迎来了“中中”“华华”两只克隆猴；袁隆平团队在沙漠种植水稻初获成功；中国科学院等团队用基因敲入技术成功培育出全球首个亨廷顿舞蹈病猪，为该病的药物筛选提供了可靠的动物模型；我国科研团队经过4年的潜心研究，利用基因编辑的方式成功合成4条完整的酿酒酵母染色体，突破了人们对于原核和真核生物分类的传统认知……我国在过去一年的一项项科技创新突破举世瞩目。然而，某湖北大学学者窃取他人已经发表的3篇SCI论文；南京某大学社会学教授多篇论文存在一稿多投和抄袭等问题，为掩饰这些学术不端行为，其将相关论文从数据库中撤回；国家基金委每年都会收到数以百计的举报案件，涉及项目申请人身份造假和申请书造假等问题……一件件为了获得个人利益、职称晋升评选、获得经费资助，不惜违背科研诚信，抄袭、造假、侵占他人科研果实等学术不端行为屡禁不止，不仅损坏了中国科研界的名誉，而且阻碍了科学的进步。

人无信不立，国无信则衰。诚信，被常年在科研一线的工作人员看作是科学研究的“生命线”。从1980年至今,《全球撤稿数据库》中记录的撤稿文献数高达18000篇，而中国学者的撤稿率排到第七。“撤稿”再一次成为“刺痛”中国学者科研诚信问题的“吉尼斯纪录”。针对于此,《意见》明确：对于学术不端的行为坚决零容忍，对学术不端的监督审查坚持无禁区、全覆盖，实行预防与惩治并举，对违背科研诚信要求的行为进行严肃处理。种种措施，深得人心。

老禾不早杀，余种秽良田。《意见》提出，对于严重违反科研诚信要求的学术不端行为实行终身追究，这项措施对推进我国科研诚信制度化，建立学术诚信终身追究制度提供保证。目前，中国特色社会主义迎来了新时代，我国的经济发展逐步由高速增长向高质量发展转换。如果没有科研诚信的深厚基石，就不可能实现科技创新的蓬勃发展；如果没有科技创新的蓬勃发展，就不可能真正完成中国经济向高质量发展转换的目标。

激浊才能扬清，扬帆方可远航。中国科研的发展正迎来从“跟跑”到“领跑”的关键点，真诚期待所有科研人员都能在不断探索的旅途上时刻“保持清醒”，在追求真理的路上诚实守信，为祖国早日成为科技强国贡献自己的力量。

科研工作中的“诚实守信”

军事科学院军事医学研究院毒物药物研究所　周青儒

从八荣八耻，到十八大提出的社会主义核心价值观，诚信作为公民的基本道德规范，在当今社会正受到越来越多的重视。尽管我还只是一名在读硕士研究生，但诚信却也涉及了生活和学习中的方方面面：日常生活中和人交流，我们需要讲诚信才能取信于人；文章撰写中我们需要实事求是，才能让别人信服我们的科研成果；科研工作中我们要立足于原始数据，才能建起高楼大厦。

从华中科技大学附属协和医院的“撤稿门”事件，到清华大学 11 篇材料科学领域论文因学术不端遭到撤稿，国内无数医院、大学、科研机构纷纷“中招”，我们国家的科研工作到底怎么了？难道我们广大的科研工作者不知道这样做的后果吗？一旦事发，对于年轻人而言，可以说是自断前程；而对于功成名就的人，可以说是晚节不保，声名扫地。我想究其原因不外乎两点：一是功利心理，在我国目前的职称评审制度中，SCI 论文是衡量科研工作者的标尺，科研工作者发表在 SCI 上的论文数目直接决定其晋升与否；另外国内众多大学都把 SCI 文章作为博士生毕业的基本条件，这种重量不重质的科研考察体系造成了许多人明知道自己行为是错误的，仍然抱着侥幸心理去大量的一稿多投（自我剽窃），甚至做出审稿人要求别人去引用自己文章这种学术不端的行为。二是国内的诚信教育仍然不够完善，如果无法完全理解诚信对个人、社会、国家、民族影响的重要程度，那么这种科研工作中的“造假”现象将无法得到根除。目前国家越来越重视诚信在科研工作中的重要性，积极开展诚信教育和专题讲座，强调诚信在每个人生活和工作中的重要性，以期从根本上解决科研诚信问题。

在我自己看来，每一名科研工作者都担负着寻找真理、批判谬误的重大职责。我们需要以百分之百的诚信去对待科研工作中遇到的一切偶然现象和结果，认真分析每一份实验数据，而不是刻意隐藏不符合自己预期的现象和数据。科研工作不在乎实验是否成功；不在乎遇到多少挫折和困难；不在乎实验结果和预期有多大偏差；科研工作最需要的是实验中得到的最真实的数据和结果。在今后的科研工作中，希望我们不要总是投机取巧的去刻意凑数据来靠近预期目标，我们需要的只是一份耐心，认真对待自己的每一份实验结果，做一名合格的科研工作者。

坚守道德底线，勿存侥幸心理
——愿科研不再有“心机”

华侨大学医学院　周莹莹

10月以来，学术界很不太平。哈佛大学呼吁撤回心肌干细胞研究大牛 Piero Anversa 的31篇医学论文，原因是这些文章中被发现涉嫌伪造和篡改实验数据。

远在美国的撤稿事件，引起了国内的一片哗然。要知道国内很多机构数百篇学术论文以及千万级的科研项目都是建立在这些研究的基础之上。实际上，自2001~2003年 Anversa 在《自然》和《细胞》杂志上发表相关研究后，就有同行提出质疑，2014年《循环》杂志声明撤回其在2012年发表的文章，《柳叶刀》杂志也表达了对使用自体 c-kit 细胞进行人体临床试验补充数据的关注，2018年《新英格兰医学》杂志撤稿。即便如此，国内的相关研究仍在如火如荼地开展着。

一直以来，“高风亮节、一丝不苟、甘于奉献”是形容科学家的代名词，但不知何时开始，学术腐败、数据造假、文章灌水、抄袭剽窃的现象越来越多。南京大学梁教授甚至在课堂上公然对学生讲“我给你们上课实在是不划算，上课一学期还比不上外面的一个讲座，一个小时就是好几千”。如此看来，当今社会，在市场经济和学术评价体制的共同作用下，部分学者不再以“求真务实、勇于创新”作为座右铭，“探索”和

“发现”也已不再是科研的最终目的，相伴而来的“利益”和“名誉”才是竞相追逐的直接目标。

然而根基有漏洞，大楼还能稳固吗？想必黄某某们、小保方晴子们在研究过程中不会没有想过这个问题，但是没有突破就发不出来好文章，就没有办法完成评聘职称或完成学业任务，就申请不到好项目，就拿不到更多的津贴和奖励。浮躁的心态和急功近利的想法蒙蔽了他们的双眼，为了获得一时的利益和名誉，他们心存侥幸，铤而走险。

伪造和篡改的数据是经不起检验的，一旦被发现结果无法重复，被提出质疑，而又无法自圆其说时，在其之上的宏伟建筑将顷刻坍塌，从中获得的名与利将化为乌有，而原有的地位和声誉也将有所损失，即便是用真实的数据再发文章和申请项目也将是难上加难。

经济的快速发展、道德教育的缺失、科研管理制度的不够合理、学术监管的漏洞以及对不当行为惩罚力度偏低均是导致当前科研不端行为产生的原因。改变这种困局，需要多方的共同努力，但对于个人而言，我们更需要的是做好自己、心存敬畏和问心无愧。毕竟蒙骗只能一时，不能一世，一时的收获将会用一世去弥补。人要有道德底线，勿存侥幸心理。愿科研不再有“心机”！

施普林格“撤稿”事件反思

军事科学院军事医学研究院毒物药物研究所　周中林

2017 年 4 月施普林格出版集团撤销《肿瘤生物学》中国学者发表的 107 篇论文的事件依然使我们科研工作者记忆犹新，整个事件给中国科研界声誉造成了严重的影响。作为一名普通中国科学工作者，我们需要从中反思什么呢？

首先应该对学术失信的原因有足够的认识。引起学术失信的原因很多，包括科研考评机制不健全、监督管理机制不够健全、奖惩约束机制不健全、良好科研诚信环境的缺失以及科研人员自身底线不坚定等。

1999 年，国家自然科学基金委就开始受理有关违反科学基金管理规定和违背科学道德行为的投诉；2005 年，国家自然科学基金委员会制定完成《国家自然科学基金处理不端行为暂行办法》，首次从制度上抑制学术不端行为。之后国家又陆续出台了多项科研诚信问题的规章制度，进一步从各个方面规范了学术不端的行为。

国家在加强规章制度建设的同时，也要加强诚信教育建设。对于国内的许多大学科研诚信教育而言，大多采用“黑白”教育，教学案例要么极好要么极坏，尽管案例关于孰是孰非的识别性强，然而大部分人面临的都是“黑”与“白”之间的“灰”色情况，因此案例的代入感不够强，学生也缺乏切身体会。而国外很多是采用辨“灰”教育，上课既不拿道德楷模进行示范，也不讲明显的学术失范行为，而是拿出一个边缘的情况，让学生们讨论。这种教学方法值得借鉴。

另外，对于科研人员而言，在遵守相关规章制度的同时，也要加强自身道德诚信建设。古语有云：人而无信，不知其可也。古人早就教导我们无论为人还是处事，都要讲究诚信。对于科研人员而言，一些被认为不可以做的事，即使别人做了，自己也要坚守自身的道德底线不能做。更不能因有利可图，而漠视底线与规则，主动从事学术不端行为。

人无信不立，国无信则衰。科学精神的本质就是求真务实、实事求是。科研诚信问题必须引起我们的足够重视，社会的方方面面都应当直接或间接的参与到科研诚信建设中来。今天的社会发展迅速，媒体和网络比较发达，应当充分发挥媒体和网络在科研诚信建设方面的作用，加强社会监督，让科研环境更加开放、透明。